# 腎臓病でも楽しめる ラーメン・パスタ・うどん

赤羽もりクリニック　森 維久郎（医学監修）　大城戸寿子（料理監修）　柏 里菜（料理）

奇跡の
減塩
レシピ

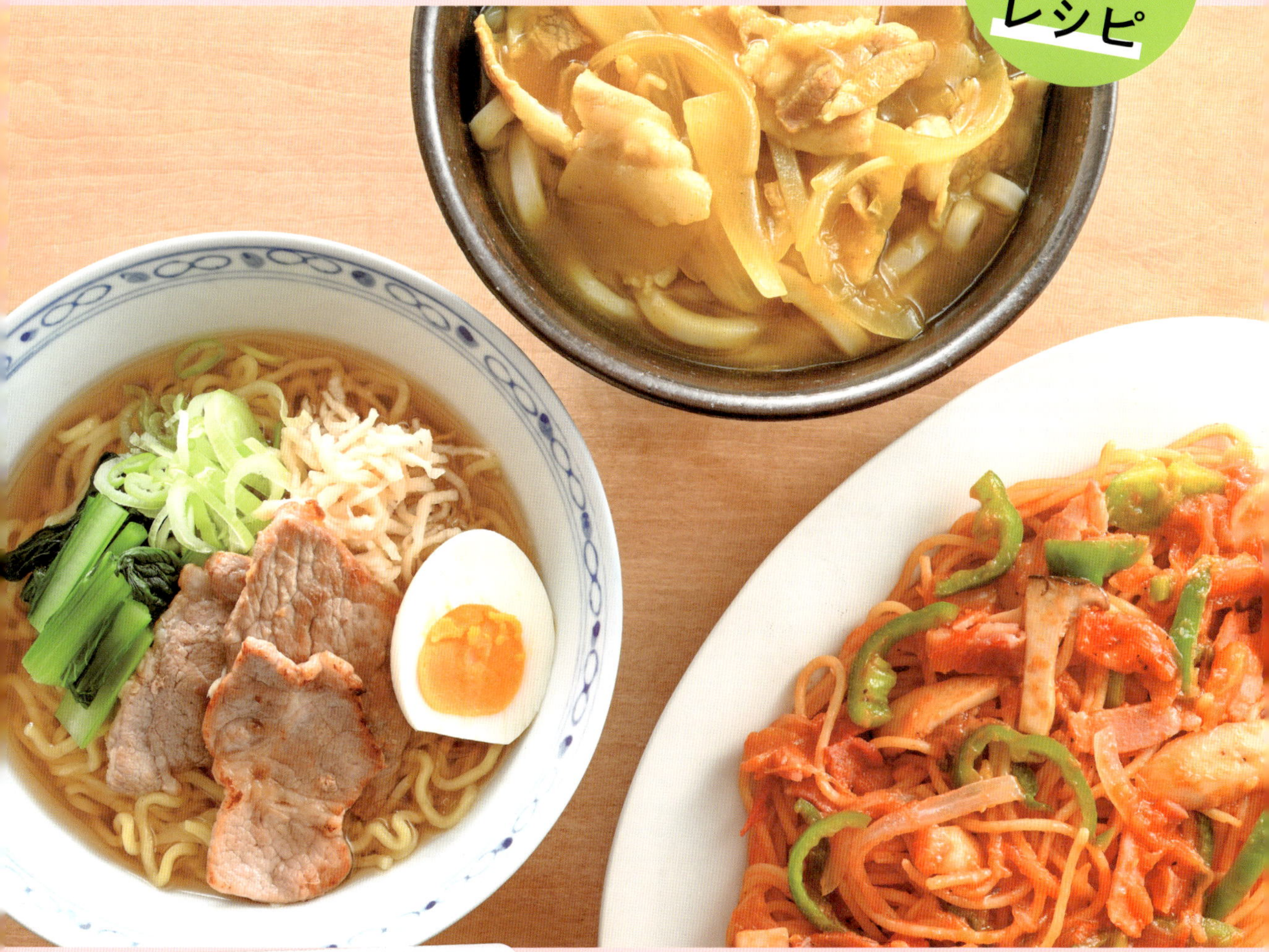



家の光協会

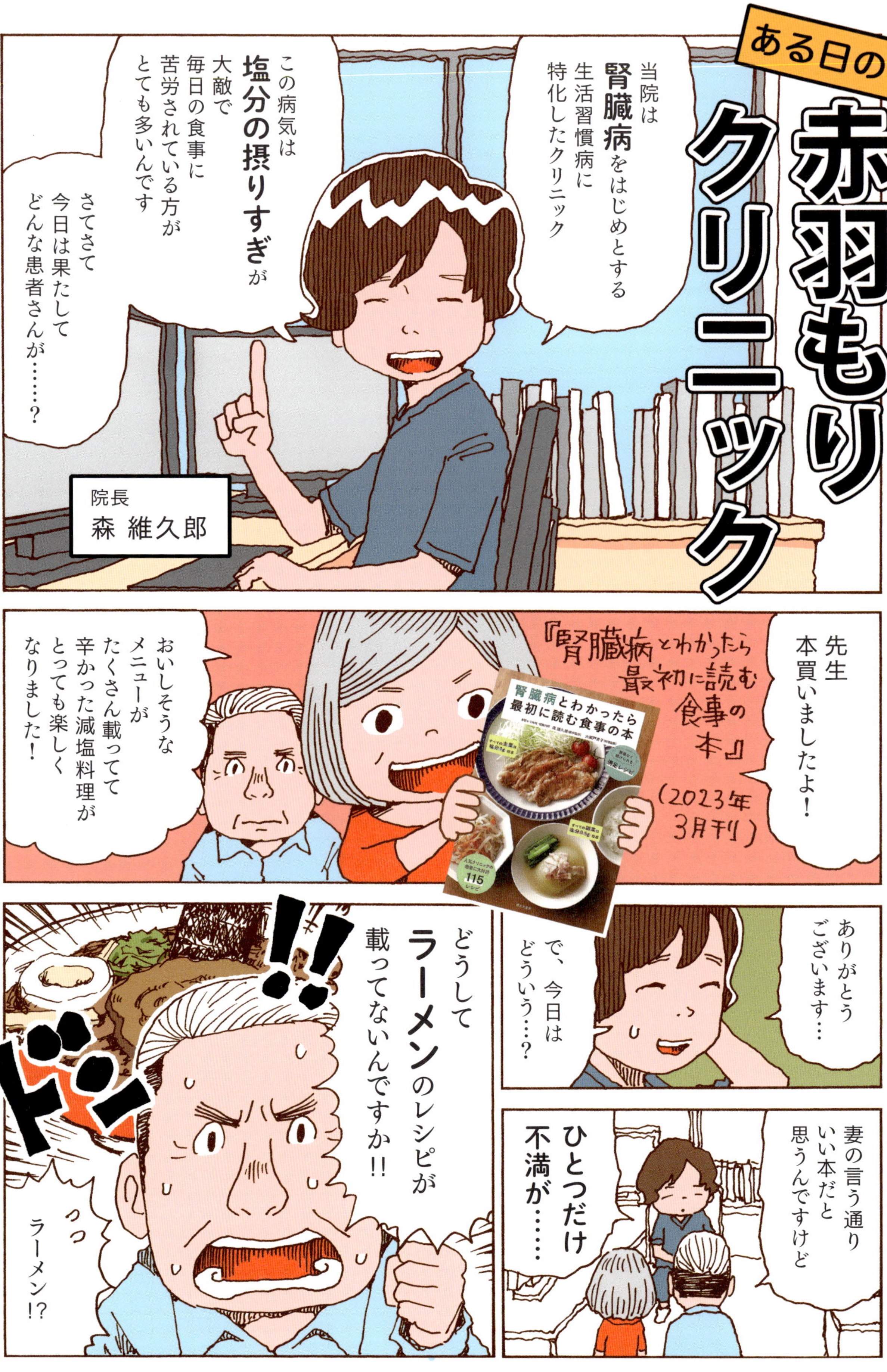
ある日の
赤羽もりクリニック
当院は腎臓病をはじめとする生活習慣病に特化したクリニック
この病気は塩分の摂りすぎが大敵で毎日の食事に苦労されている方がとても多いんです
さてさて今日は果たしてどんな患者さんが……?
院長
森 維久郎
先生 本買いましたよ!
『腎臓病とわかったら最初に読む食事の本』(2023年3月刊)
腎臓病とわかったら最初に読む食事の本
おいしそうなメニューがたくさん載ってて辛かった減塩料理がとっても楽しくなりました!
ありがとうございます…
で、今日はどういう…?
妻の言う通りいい本だと思うんですけど
ひとつだけ不満が……
どうしてラーメンのレシピが載ってないんですか!!
!!
ドン
ラーメン!?

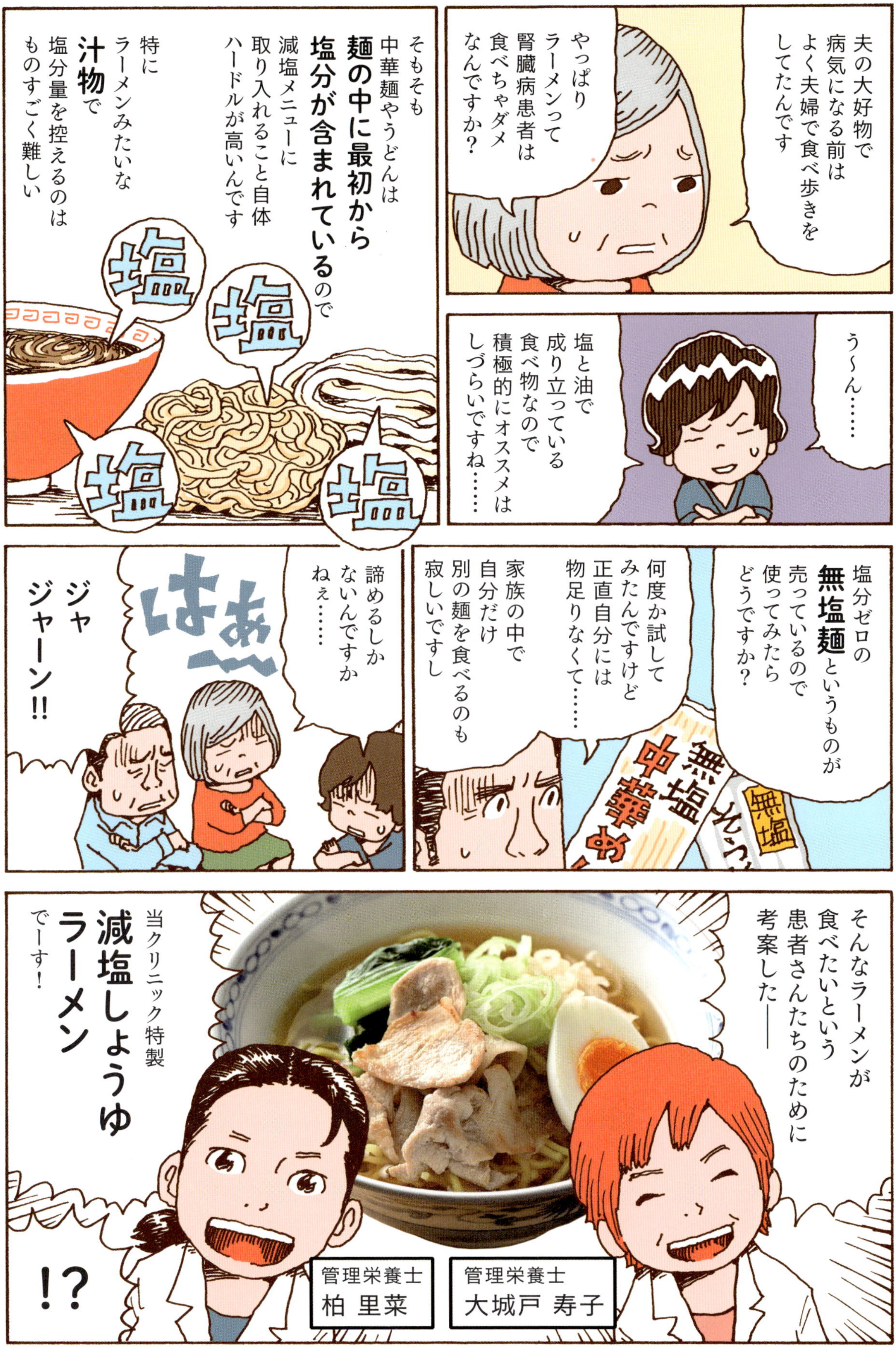
夫の大好物で病気になる前はよく夫婦で食べ歩きをしてたんです
やっぱりラーメンって腎臓病患者は食べちゃダメなんですか？
う～ん……
塩と油で成り立っている食べ物なので積極的にオススメはしづらいですね……
そもそも中華麺やうどんは麺の中に最初から塩分が含まれているので減塩メニューに取り入れること自体ハードルが高いんです
特にラーメンみたいな汁物で塩分量を控えるのはものすごく難しい
塩
塩
塩
塩
塩分ゼロの無塩麺というものが売っているので使ってみたらどうですか？
何度か試してみたんですけど正直自分には物足りなくて……
家族の中で自分だけ別の麺を食べるのも寂しいですし
無塩
諦めるしかないんですかねぇ……
はぁ
ジャジャーン!!
そんなラーメンが食べたいという患者さんたちのために考案した――
当クリニック特製
減塩しょうゆラーメン
でーす！
!?
管理栄養士
柏 里菜
管理栄養士
大城戸 寿子

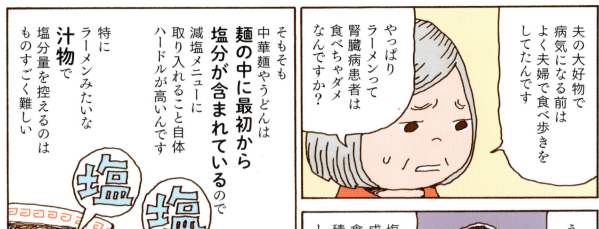

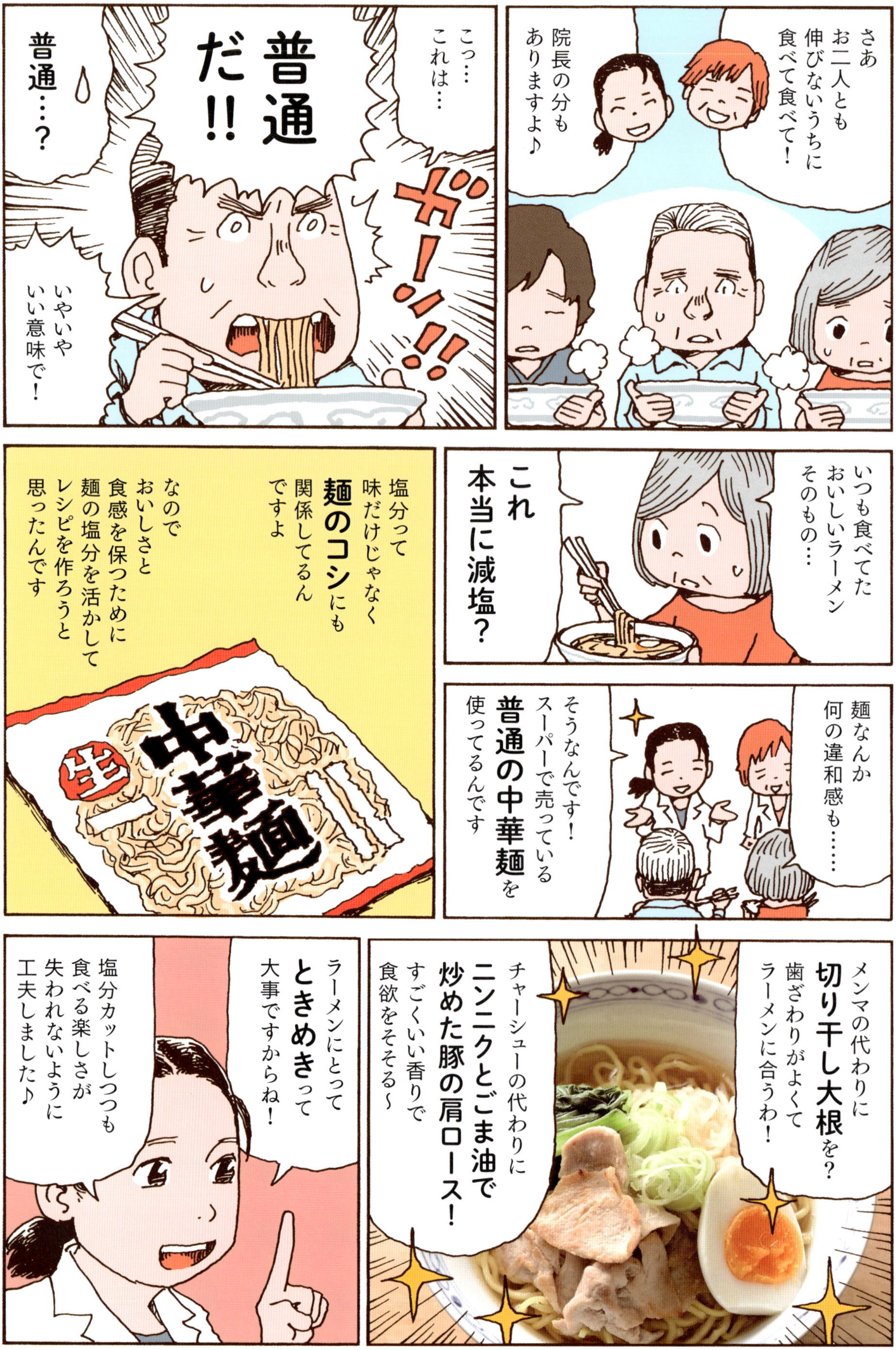


※実際にはクリニックで食事の提供はしていません。

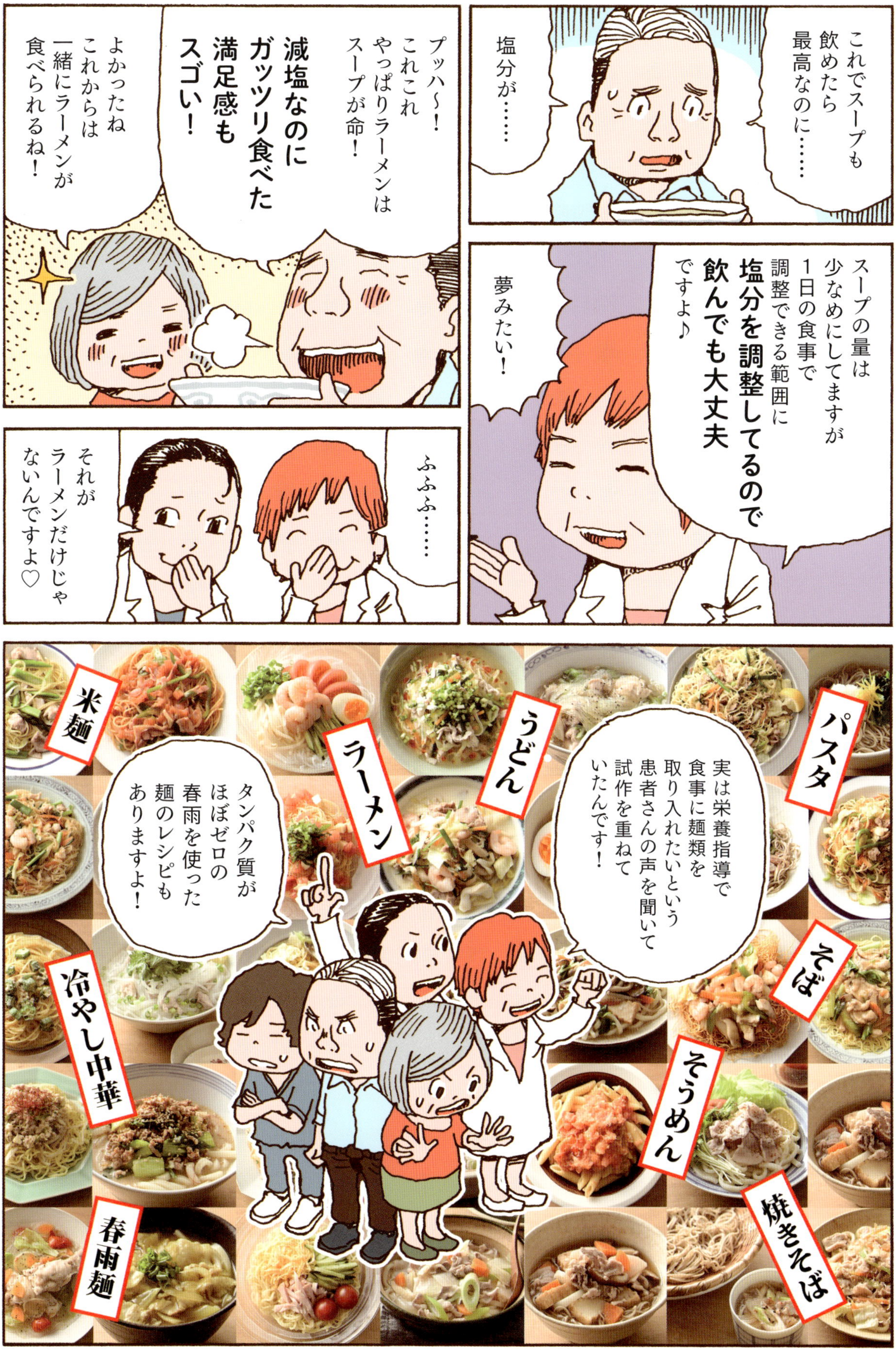
これでスープも飲めたら最高なのに……
塩分が……
プッハ〜！これこれやっぱりラーメンはスープが命！
減塩なのにガッツリ食べた満足感もスゴい！
よかったねこれからは一緒にラーメンが食べられるね！
スープの量は少なめにしてますが1日の食事で調整できる範囲に塩分を調整してるので飲んでも大丈夫ですよ♪
夢みたい！
ふふふ……
それがラーメンだけじゃないんですよ♡
パスタ
そば
そうめん
焼きそば
うどん
ラーメン
米麺
冷やし中華
春雨麺
実は栄養指導で食事に麺類を取り入れたいという患者さんの声を聞いて試作を重ねていたんです！
タンパク質がほぼゼロの春雨を使った麺のレシピもありますよ！

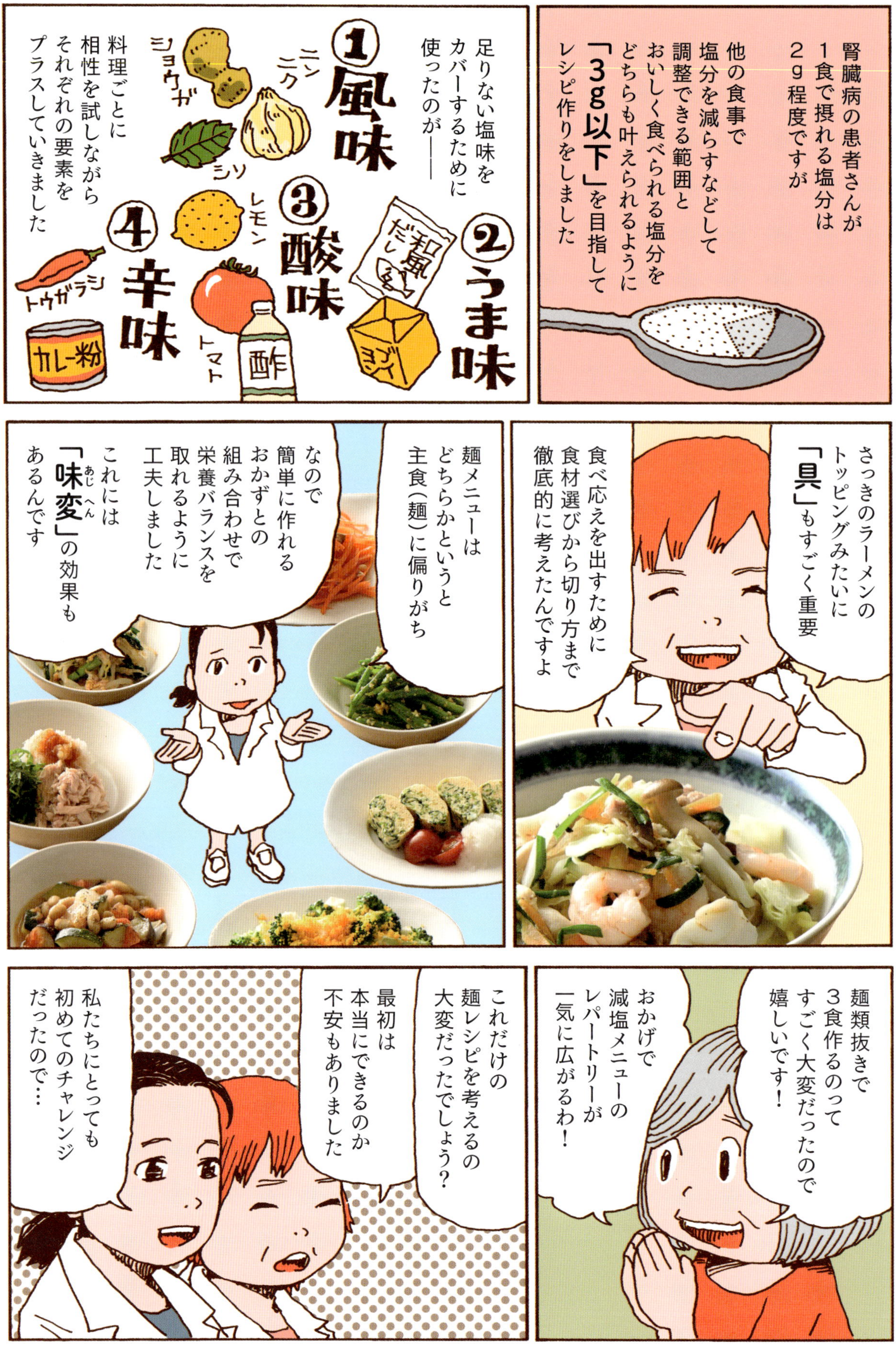
腎臓病の患者さんが
1食で摂れる塩分は
2g程度ですが
他の食事で
塩分を減らすなどして
調整できる範囲と
おいしく食べられる塩分を
どちらも叶えられるように
「3g以下」を目指して
レシピ作りをしました
足りない塩味を
カバーするために
使ったのが――
①風味
ニンニク
ショウガ
シソ
②うま味
和風だし
③酸味
レモン
トマト
酢
④辛味
トウガラシ
カレー粉
料理ごとに
相性を試しながら
それぞれの要素を
プラスしていきました
さっきのラーメンの
トッピングみたいに
「具」もすごく重要
食べ応えを出すために
食材選びから切り方まで
徹底的に考えたんですよ
麺メニューは
どちらかというと
主食(麺)に偏りがち
なので
簡単に作れる
おかずとの
組み合わせで
栄養バランスを
取れるように
工夫しました
これには
「味《あじ》変《へん》」の効果も
あるんです
麺類抜きで
3食作るのって
すごく大変だったので
嬉しいです!
おかげで
減塩メニューの
レパートリーが
一気に広がるわ!
これだけの
麺レシピを考えるの
大変だったでしょう?
最初は
本当にできるのか
不安もありました
私たちにとっても
初めてのチャレンジ
だったので…

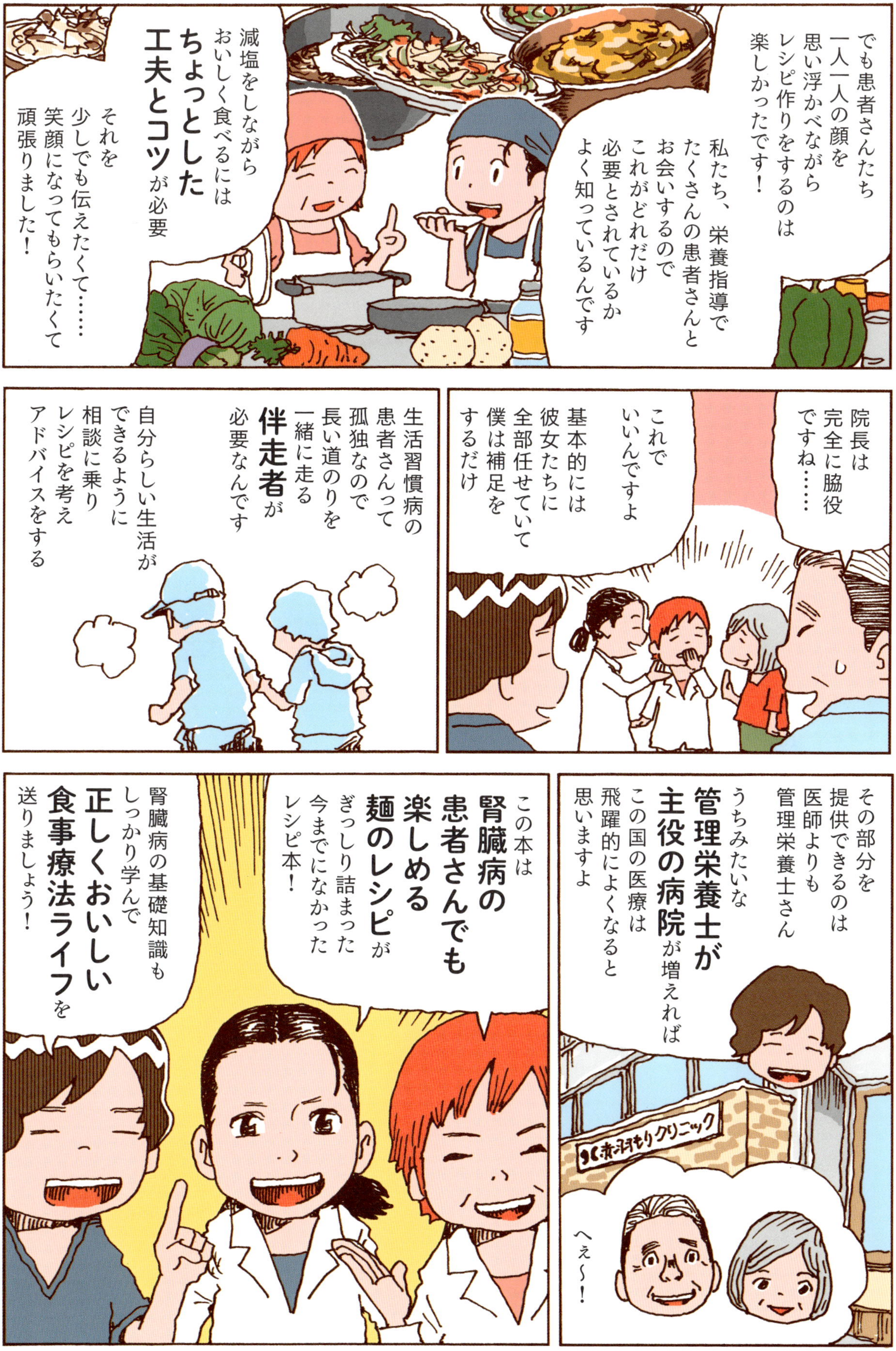
でも患者さんたち一人一人の顔を思い浮かべながらレシピ作りをするのは楽しかったです！
私たち、栄養指導でたくさんの患者さんとお会いするのでこれがどれだけ必要とされているかよく知っているんです
減塩をしながらおいしく食べるにはちょっとした工夫とコツが必要
それを少しでも伝えたくて……笑顔になってもらいたくて頑張りました！
院長は完全に脇役ですね……
これでいいんですよ
基本的には彼女たちに全部任せていて僕は補足をするだけ
生活習慣病の患者さんって孤独なので長い道のりを一緒に走る伴走者が必要なんです
自分らしい生活ができるように相談に乗りレシピを考えアドバイスをする
その部分を提供できるのは医師よりも管理栄養士さん
うちみたいな管理栄養士が主役の病院が増えればこの国の医療は飛躍的によくなると思いますよ
赤羽もりクリニック
へぇ〜！
この本は腎臓病の患者さんでも楽しめる麺のレシピがぎっしり詰まった今までになかったレシピ本！
腎臓病の基礎知識もしっかり学んで正しくおいしい食事療法ライフを送りましょう！

奇跡の減塩レシピ
# 腎臓病でも楽しめる ラーメン・パスタ・うどん

## もくじ

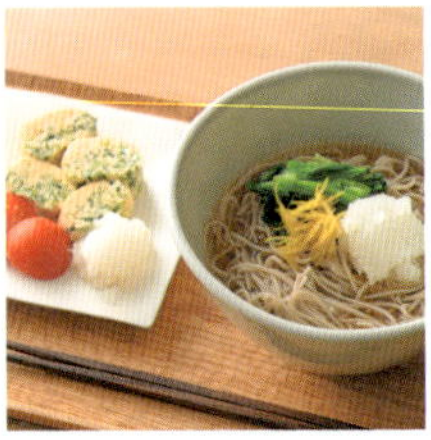

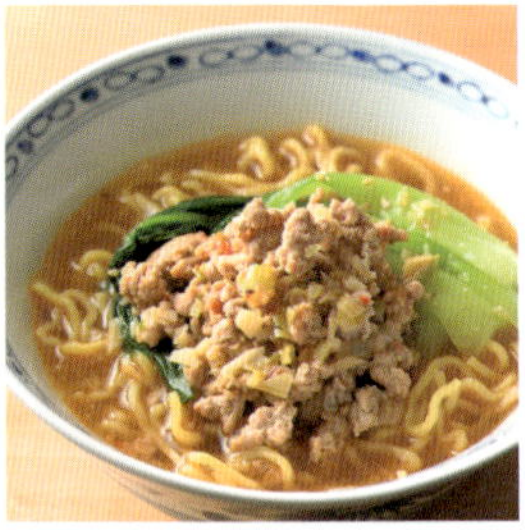

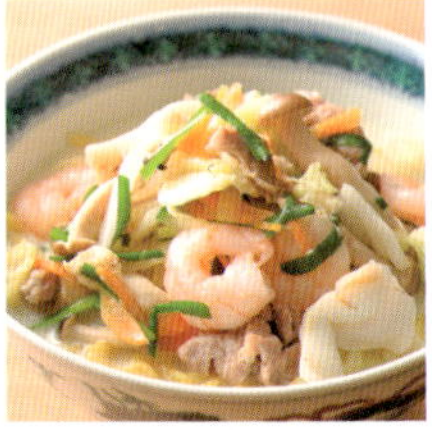



### 第1章 腎臓をいたわる食生活の心得



### 第2章 麺レシピ



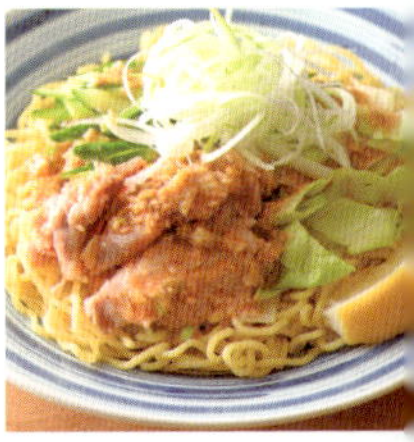

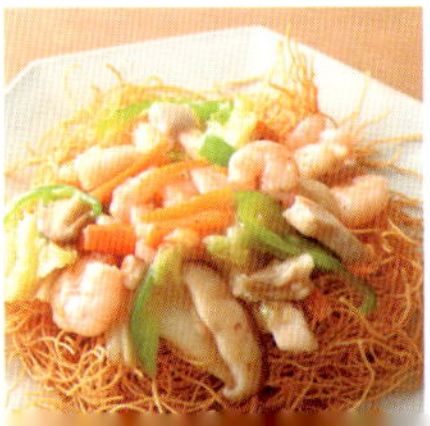

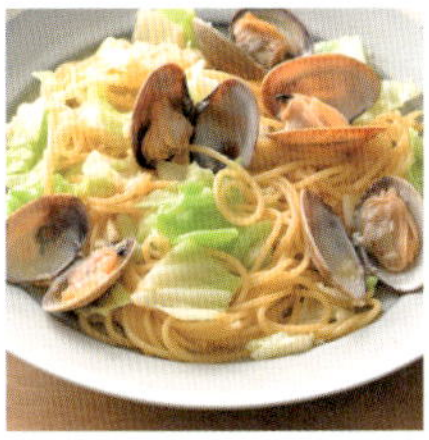

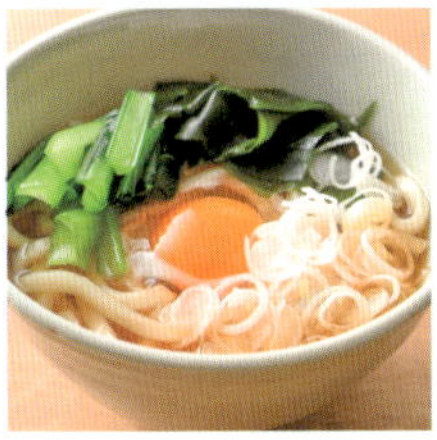

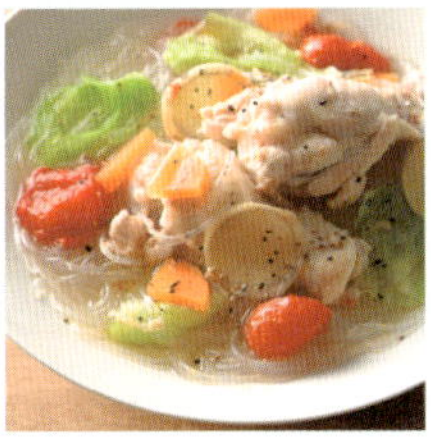



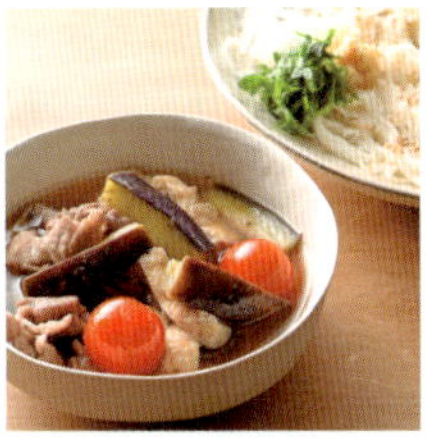

## 第3章 麺に組み合わせる おかず



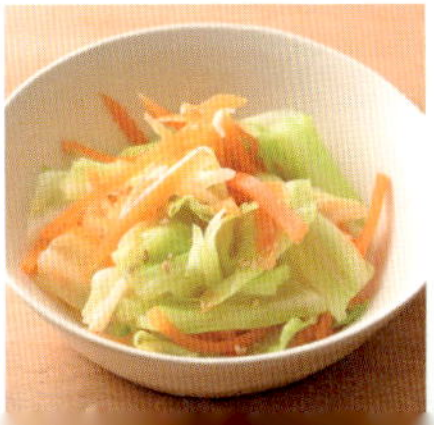

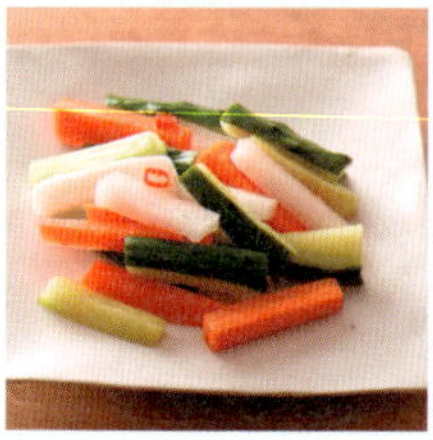
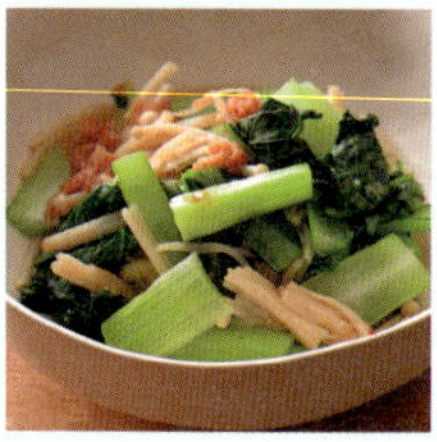
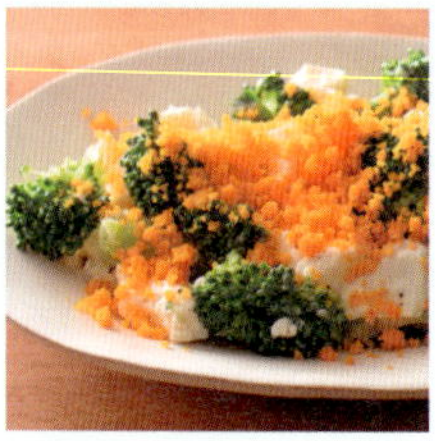



### この本の使い方

- 電子レンジは600Wのものを使用しています。500Wの場合は加熱時間を1.2倍に、700Wの場合は0.8倍にしてください。レシピの加熱時間は目安ですので、火の通り加減を見て調節してください。
- 小さじ1＝5mL、大さじ1＝15mL、1カップ＝200mLです。
- 野菜は特に記載のない場合は、洗う、皮をむくなどの下ごしらえをしてからの手順を説明しています。
- レシピ内の「塩」は精製されていない天日塩、「しょうゆ」は濃口しょうゆです。
- 分量は1人分を基本としていますが、量が少なすぎて調理しにくいときなどは、2人分の分量で作り、分けてください。
- 巻末89ページから、料理別、麺類、主菜材料・乳製品の栄養価を記載してありますので、食事療法の参考にしてください。尚、医師の指示がある場合はその指示に合わせ、管理栄養士に相談してください。
- 食品（麺を除く）の栄養価は生を用いて算出しました。
- 麺の栄養価は93ページの「麺の種類と重量の栄養価」に記載してある調理法と分量で算出しました。
- 栄養計算は「日本食品標準成分表（八訂）」（文部科学省）に基づいています。

# 第1章

～最新知識をチェック！～

# 腎臓をいたわる食生活の心得

腎臓は一度悪くなると元に戻りません。

今の腎機能を維持し、

これ以上悪化させないことを目指します。

その柱のひとつが「食事療法」です。

取り組み方や無理なく続けるコツをお伝えします。

# 腎臓病で取り組む食事療法①
# 塩分・タンパク質・エネルギーの摂り方

腎臓病治療で大切な食事療法。
納得して取り組んでいけるよう、どうして食事療法が推奨されているのか、
その理由をきちんと把握し、理解を深めておきましょう。

低下してしまった腎機能は元に戻すことができません。

しかし、進行を遅らせることならできます。そのために取り組むべきは、負担がかかって機能が低下してしまった腎臓にこれ以上の負担をかけないよう、いたわることです。献立や食材にもよるのですが、食事も腎臓に負担をかける原因として知られています。そこで、できるだけ負担がかからないようにと考えられたのが腎臓病の食事療法です。

そのメインとなるポイントは3つ。

1. 塩分を摂りすぎないこと
2. 適正な量のタンパク質を摂ること
3. 適正な量のエネルギーを摂ること

それぞれについて、詳しく解説していきましょう。

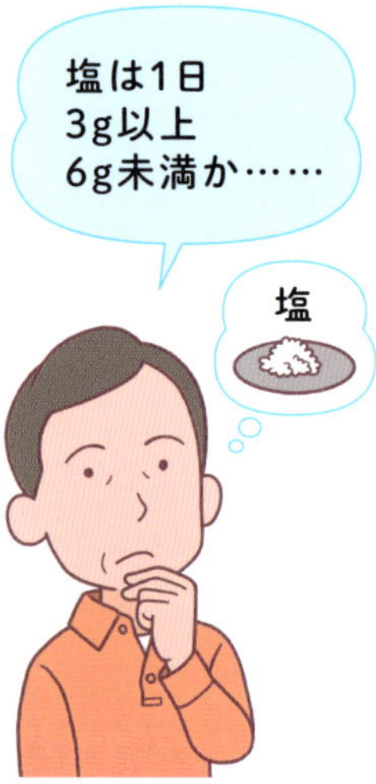


## 塩分を摂りすぎないこと

腎臓病の食事というと、多くの人が思い浮かべるのが「減塩」ではないでしょうか。

腎機能が落ちているところに塩分を摂りすぎると、余分な塩分を排出することができず、血圧が上がります。高血圧は腎臓に必要以上の負担をかけるため、さらに腎機能が低下するという悪循環を招くことに……。

そこで求められるのが、食事での塩分量を調整することです。1日の塩分摂取量を3g以上6g未満にすれば、腎臓に大きな負担をかけずにすみます。

ちなみに、塩分を減らすと「食事がおいしく感じられない」という声が聞かれます。確かに塩分は、食事をおいしくする要素ですが、そこは工夫次第。酢やレモンなどの酸味、みょうが、大葉、ハーブなどの香味野菜で味にアクセントをつけるという方法もありますし、「減塩=おいしくない」という固定観念にとらわれることなく取り組んでみてください。

ここで知っておきたいのは、塩分を減らしすぎることも体にとってはよくないということです。腎臓をいたわろうとするあまり、塩分を減らしすぎてしまうケースも見受けられますが、3g未満にならないようにしましょう。

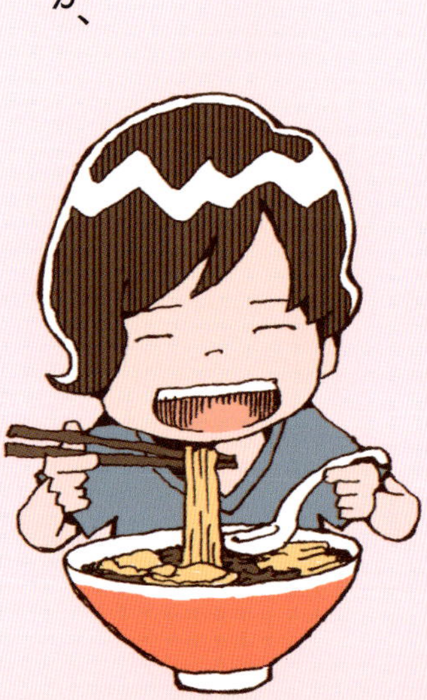

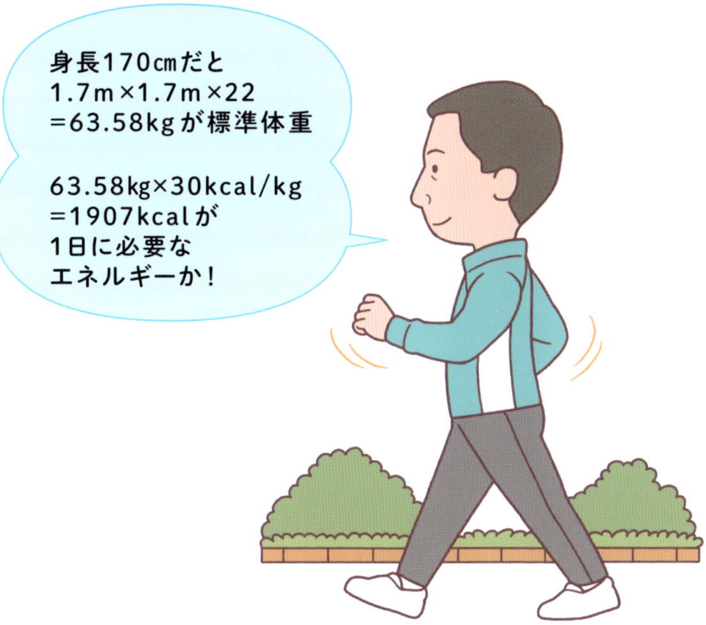
身長170㎝だと
1.7m×1.7m×22
=63.58kgが標準体重
63.58kg×30kcal/kg
=1907kcalが
1日に必要な
エネルギーか！

## 適正な量のタンパク質を摂ること

タンパク質は血液や筋肉のもとであり、エネルギー源にもなります。しかし、過剰に摂取すると体に取り込まれず、老廃物として血液中に混ざってしまうことに……。その結果、老廃物をろ過する腎臓に負担がかかってしまうのです。

だからといって、必要以上に制限することはないと、わたしは考えています。筋力を維持するためにタンパク質は必要不可欠の栄養素です。特に高齢の方はタンパク質摂取量を減らしすぎると筋肉量が減少し、生活の質も大きく低下することになります。大切なのは制限することではなく、摂取量を適正にすること。

ダイズ製品に代表される植物性タンパク質、肉や魚、乳製品などの動物性タンパク質を組み合わせ、バランスよく摂るようにしましょう。

## 適正な量のエネルギーを摂ること

エネルギーは、摂りすぎると肥満になり、血圧上昇を招きます。ところが、少なすぎても筋肉量が減り、「寝たきりのリスクが増加する」という問題が生じるのです。どちらも、よいことではありません。自分にとって適正な量のエネルギー摂取を目指しましょう。下の計算式で求められるので、ご自身の数値を当てはめてみてください。

参考までに、エネルギー源として理想といえるのは、老廃物の出ない炭水化物と脂質です。食事でタンパク質の量を減らしたときには、エネルギー量が減らないように、炭水化物と脂質を少し増やすなどして調整していきましょう。

### 1日の適正なエネルギー量を知る計算式

※腎臓病の方は標準体重で計算してください。

- 標準体重＝身長 m×身長 m×22＝□ kg
- 1日に必要なエネルギー＝
標準体重 kg×25～35kcal/kg*＝□ kcal

＊活動量が低い人は25～30、
適度な活動量の人は30～35。
医師の指示がある人はその指示に合わせましょう。

# 腎臓病で取り組む食事療法②

# リンやカリウム、タンパク質の制限

腎臓に負担をかけないことを目指す食事療法。腎臓病のステージによっては、リンやカリウム、タンパク質の摂取をコントロールしなければならないこともあります。

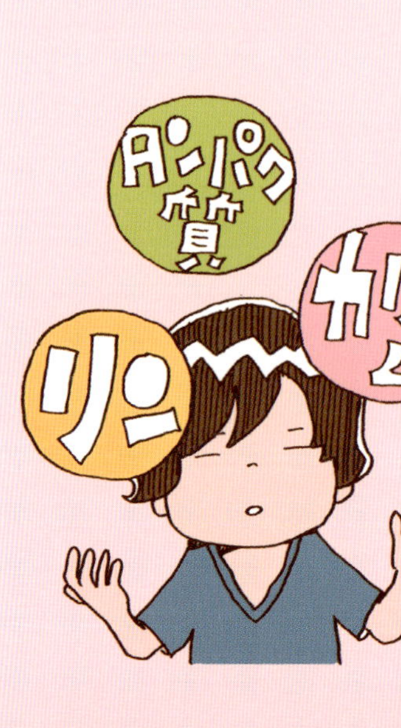


リンあるいはカリウムの制限が必要かどうかを判断するのは、腎臓病のステージや腎機能の状態、血液検査の結果によります。しかし現実を見ると、本来は必要のない患者さんが取り組んでいるケースも多いようです。

リンとカリウムは、体調維持に欠かせないミネラルなので、一律に制限すればいいというものではありません。この機会に、リンとカリウムについても理解を深めておきましょう。

## リンの制限について

リンはミネラルの一種で、タンパク質の多い食品に含まれているほか、添加物としても食品に使われています。

ところで、腎機能が落ちているときにリンを摂りすぎると、どんな問題が生じるのでしょうか。

腎機能が衰えると、尿にリンを出すことができなくなってしまいます。そうすると、血液中にリンがたまることに……。

血液中のリンの濃度が高くなった状態を「高リン血症」といいます。高リン血症は、骨がもろくなるほか、動脈硬化や心筋梗塞のリスクがあるため、リンを減らす対策が必要です。その対策として、食事からのリン摂取を制限することが推奨されています。

参考までに、リンには有機リンと無機リンの2種類があります。有機リンが多く含まれているのは、肉類や魚類、卵や牛乳・乳製品などタンパク質系の食材です。一方の無機リンは、ハムや缶詰など、加工食品の添加物として使われています。

この2つのリンを比べたときに、腸からの吸収率が高いのが無機リンです。つまり、高リン血症の治療をするのであれば、無機リンを含む食材を減らしたほうが、有機リンを減らすより効率的といえます。

## カリウムの制限について

カリウムは、ホウレンソウやニンジン、ブロッコリーなどの野菜、バナナやメロンなどの果物、イモ類、マメ類に多く含まれている栄養素で、筋肉の収縮や血圧の調整に関与するミネラルです。

体調維持になくてはならない栄養素ですが、腎機能が低下すると、本来は排出されなければならないカリウムが血液中にたまり、「高カリウム血症」を発症します。高カリウム血症が怖いのは、状態が悪化すると、突然死につながる不整脈や心停止の原因になることです。

しかし、腎臓病だから……とひとくくりに

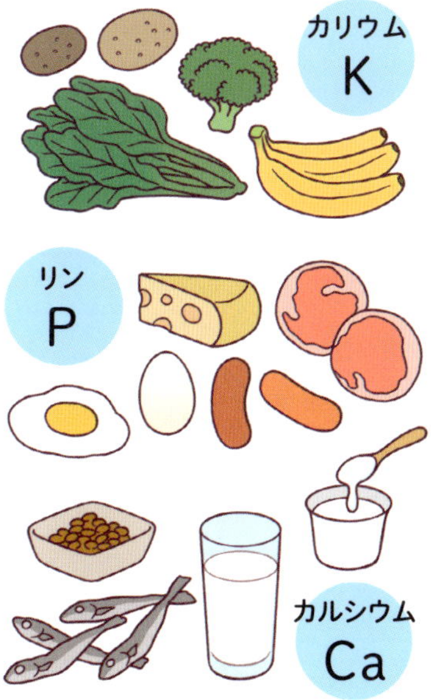


して制限をかける必要はないのではないかともいわれています。ストイックに食事療法に取り組もうとして、自己判断で制限するのではなく、血液検査などの結果から専門医が「カリウム制限が必要」と判断した場合に取り組むようにしましょう。

カリウムは水溶性なので、野菜をゆでたり水にさらしたりするとカリウムが溶け出し、自然に量を減らすことができます。そういった調理の工夫も取り入れてみてください。

また、カリウムを含む食品には食物繊維を含むものが多くあります。食物繊維は、糖尿病や心臓病に予防的に働くほか、腎臓を保護する働きについても、その可能性が指摘されている栄養素です。積極的に摂りたいところですが、カリウムを制限すると、食物繊維も減ってしまう可能性があります。

結局、大切なことは、全体のバランスなのかもしれません。自己流で食事療法を進めることはせず、専門医の指示に従うことが腎臓のためでもあります。

## しっかり摂りたいカルシウム

カルシウムは、牛乳やヨーグルトなどの乳製品、丸ごと食べられる小魚、納豆や豆腐などのダイズ食品、野菜や海藻などに多く含まれる栄養素です。じょうぶな骨や歯をつくる働きがあります。

ところが腎臓病になると、カルシウムの代謝に関与するビタミンDの活性化ができなくなるため、カルシウムが不足してしまうのです。

さらに必要以上にカルシウムを摂取したときには、動脈硬化を進行させたり、血管の石灰化が進んだりというリスクもあります。ただし、どちらかというとカルシウムは不足しがちな栄養素です。食事から摂ることを意識しながらも、薬でビタミンDを補うという方法もあるので、覚えておいてください。

いずれにしても、食事療法を進めるうえで大切なことは、絶対に自己流で取り組まないことです。専門医の指示やアドバイスに従い、食事療法の効果が出るように進めていきましょう。

## タンパク質の制限は必須なのか？

腎臓病の食事療法では「タンパク質の摂取量は減らすことが望ましい」とされています。「必要とされるエネルギー摂取量を維持し、タンパク質摂取量を制限することを推奨する」（『ＣＫＤ診療ガイドライン２０２３』第８章栄養ＣＱ８-２より引用）と診療ガイドラインに明記されています。

しかし、腎臓病のタンパク質制限については、医師によって意見が分かれ、賛否両論があるということも事実です。個人の意見を述べさせてもらうなら、本当にタンパク質制限をしなければならない患者さんは、全体の２～３割ほどではないかと考えています。

では、どうして日本腎臓学会はタンパク質制限を推奨するのでしょうか。理由は次の通りです。

- **腎臓にかかる負担が軽減できる**
- **尿毒症のリスクが軽減される**
- **血液中のリンが増えないようにできる**

どれも、もっともなことで、その通りです。尿毒症は、透析が必要となる一歩前の段階ですし、リンはタンパク質を多く含む食品にたくさん含まれていますから、タンパク質を制限することは、リンを増やさないようにすることにもつながります。

しかし、タンパク質制限にはデメリットもあるのです。その点もしっかり考慮するべきだと私は考えています。

# 腎臓病で取り組む食事療法③
# タンパク質制限では頑張りすぎは禁物

自分に課せられた制限を厳格に守ろうとするあまり疲弊してしまっては、うまくいくこともいかなくなってしまいます。タンパク質制限では、頑張りすぎないことも大切なのです。

## タンパク質制限による2つのデメリット

**●筋力の低下**

タンパク質は、筋肉をつくるもとであり、エネルギー源でもあります。しかし、タンパク質を制限すると、それができにくくなってしまいます。

特に75歳以上の後期高齢者がタンパク質制限をすることは、寝たきりのリスクを高めます。わたしは、筋肉が少ない後期高齢者には、タンパク質制限を勧めていません。

**●精神的ストレスの蓄積**

タンパク質は、肉や魚、卵、ダイズ、乳製品などに多く含まれる栄養素です。メインのおかずとなることが多いこれらの食材を減らすと、食事量そのものが減ってしまいます。

食べたいものが食べられなかったり、満腹感が得られなかったりすると精神的なストレスがたまることは、腎臓病ではない方も経験しているのではないでしょうか。

## タンパク質制限はステージや年齢による

腎臓病だからといって一律にタンパク質を制限する必要はなさそうです。病状、主治医や管理栄養士の判断にもよりますが、ステージG1、2の段階であれば「一応、気にかける」くらいで十分というケースも多いのです。

一方で、ステージG4以上に進んでいる場合は、尿毒症や高リン血症対策として、タンパク質制限が有効です。ただしこの場合でも、メリット・デメリットをよく考えて行うようにしています。高齢者に関しては、むやみな制限は逆効果となることは、先ほどお話しした通りです。

## 頑張りすぎず長い目で取り組もう

タンパク質制限を中心にお話ししましたが、タンパク質に限らず、腎臓病の食事では、塩分、エネルギー、ステージによってはリン、カリウムへの配慮も必要です。ただし、我慢の連続で疲れてしまい、治療をやめてしまった方もいらっしゃいます。

食べる楽しみも、生活するうえでは大事なこと。だからこそ、頑張りすぎない食事療法を目指してほしいと思うのです。

この本には、腎臓病に配慮した「おいしい麺料理」「作ってほしいおかず」が満載です。どうぞ日々の食生活にお役立てください。

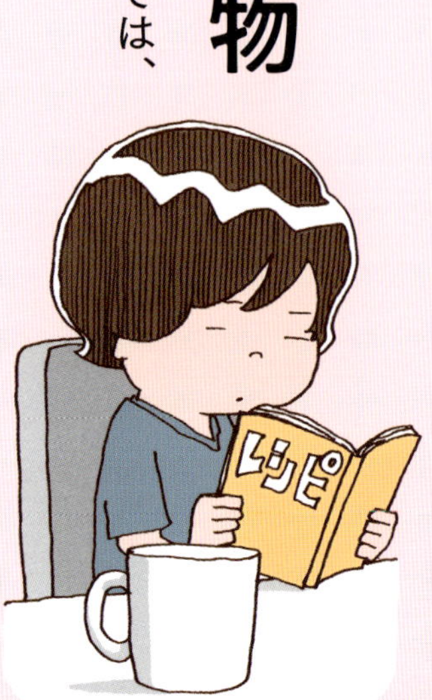

# 麺料理を減塩でおいしく食べるための工夫とコツ

1日の塩分摂取量は3g以上6g未満、1食の目安は2g程度。「他の食事で塩分を調整できる範囲」と「おいしく食べられる塩分」両方を叶えるために、本書の麺料理は塩分3g以下にしました。

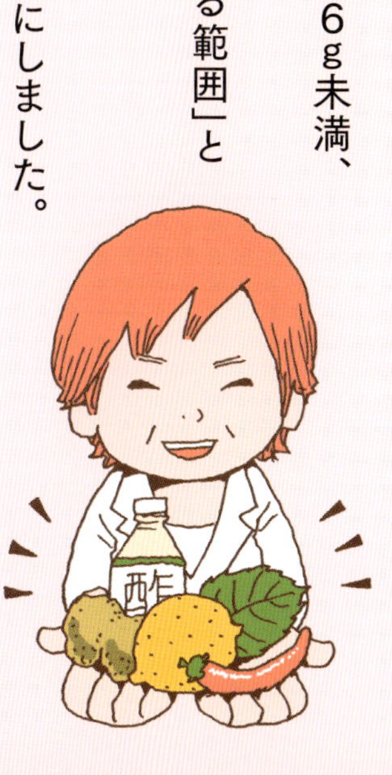


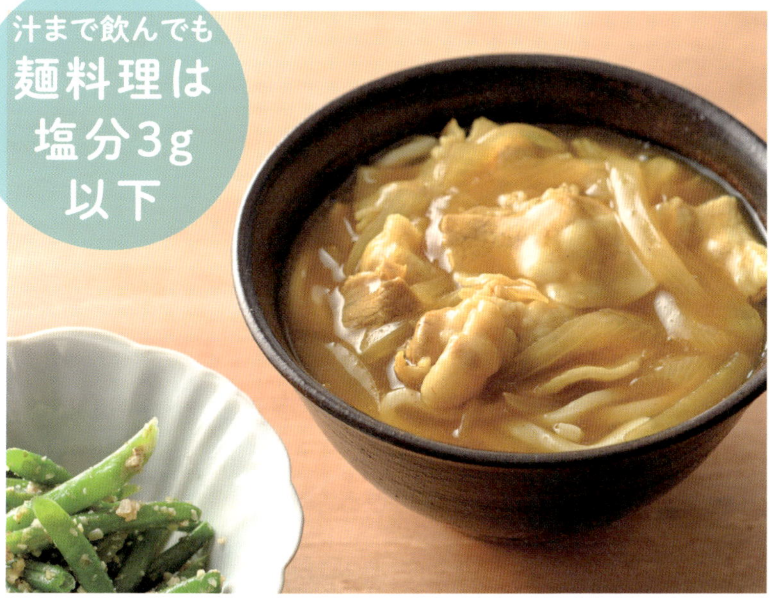


## 減塩の工夫とコツ

本書は次の3つの方法で減塩でもおいしいと感じるレシピを実現しています。

①だしの風味やうま味、柑橘や酢の酸味、香辛料を効果的に使う。

②汁の量を少なくして、少ない塩分でも満足を得られる味付けにする。

③おかずとの組み合わせで、味に変化をつける。

麺料理以外でも応用できますので、ぜひ取り入れてみてください。

乾麺と生麺には塩分を多く含むものがありますが、ゆでると塩分は減ります。ゆでた後の塩分量は巻末93ページの麺類の栄養価を参考にしてください。

## きちんとした計量が大事

減塩で大切なのは、調味料を計量スプーンで正確に量ること。レシピでは、しょうゆ、砂糖、みそ等は大さじ・小さじで書きました。塩は0.5g、0.3gと、g数を記しています。量の目安は、親指と人差し指で軽くつまむと約0.3g、しっかりつまむと約0.5gです。

### 正確な計量のために

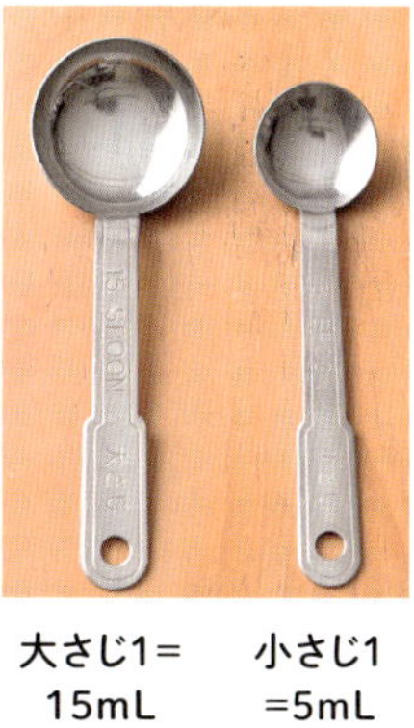

大さじ1=15mL　小さじ1=5mL

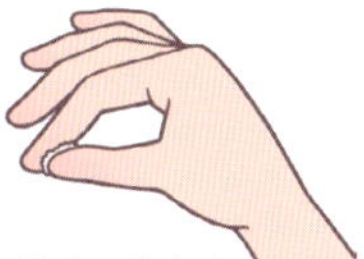

軽くつまむと約0.3g

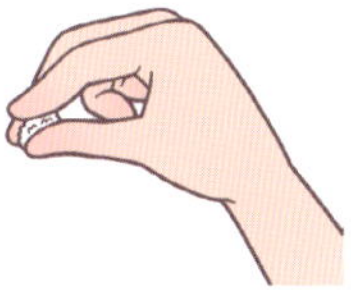

しっかりつまむと約0.5g

# 基本の組み合わせを知る

腎臓をいたわるには食生活が大切です。
では、具体的にどのように食べるか――
毎日の食生活の基本的な考え方について説明します。

**基本は1日3食**

- 1食に 主食1品、主菜1品、副菜1～3品
- 乳製品と果物は1日1品ずつ
- 野菜は1日350g以上
- イモ類、海藻、キノコの料理は1日1品に

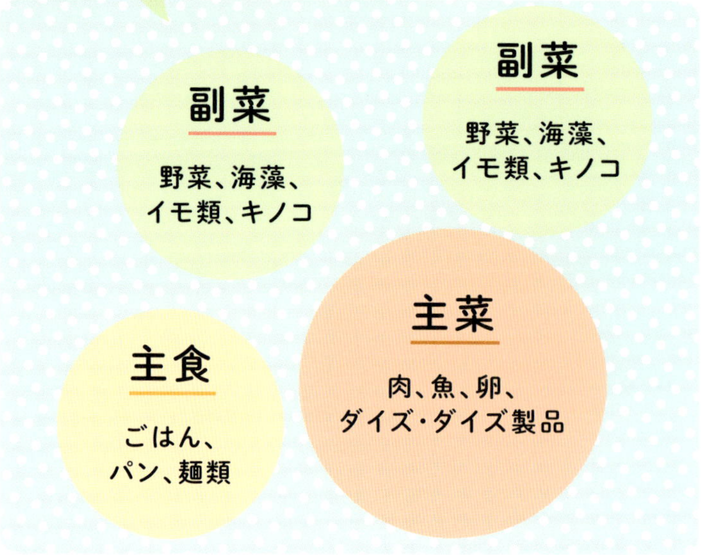
副菜
野菜、海藻、イモ類、キノコ
副菜
野菜、海藻、イモ類、キノコ
主菜
肉、魚、卵、ダイズ・ダイズ製品
主食
ごはん、パン、麺類

## バランスがよい食事の組み合わせ

まず、目の前にランチョンマットがあるとイメージしてみましょう。その上に置くものは、①主食、②主菜、③副菜、の3つ。主食はごはんやパン、麺類。主菜は肉や魚、卵やダイズ・ダイズ製品、副菜は野菜や海藻、イモ類やキノコを主材料としています。

では、なぜ、この組み合わせが大切なのでしょう。栄養面から見ていきましょう。

## 体に必要な4つの栄養素

体が必要な栄養素は、①炭水化物、②タンパク質、③脂質、④ビタミン・ミネラルの、主に4つです。

①の炭水化物は、ごはんやパン、麺類に多く含まれ、主に主食から摂る栄養素です。脳や腎臓、筋肉や神経組織などのエネルギーとなります。

②のタンパク質は、肉や魚、卵やダイズ・ダイズ製品、乳製品に多く含まれ、主に主菜から摂る栄養素です。体をつくり維持する材料となるので、こちらも欠かすことはできません。

③の脂質は、少ない量で高エネルギーとなります。肉や魚に多く含まれていて、摂りすぎには注意が必要ですが、細胞膜の材料になる大切な栄養素です。調理で使う油も脂質に含まれます。

④のビタミン・ミネラルは細胞をつくり働けるようにする調整の役割があります。野菜やイモ類、海藻やキノコ、果物に多く含まれていて、主に副菜から摂る栄養素です。野菜は1日に350g以上が推奨されています。また、イモ類や海藻、キノコの料理は1日1品を目安にしましょう。

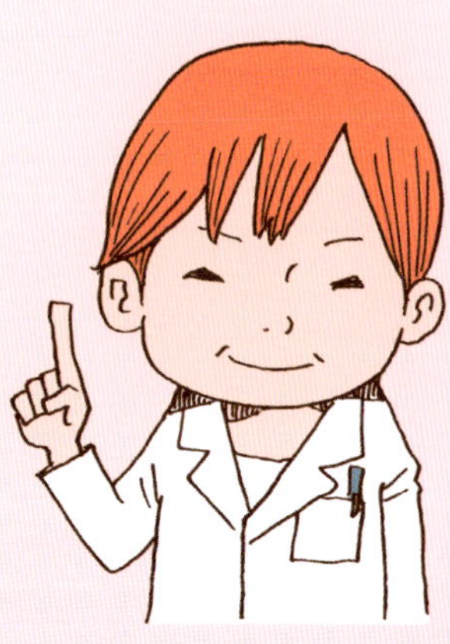

# 基本の組み合わせを麺で考えてみましょう

麺類を主食にする場合も基本の考え方は同じ、栄養バランスがポイントになります。

- 副菜 野菜 一皿分は野菜60gが基本です。
- 1食の野菜の摂取量の目安は100～120gです。

**麺料理に含まれる野菜が少ない場合（20ページ）**
（野菜のおかずをプラスする）

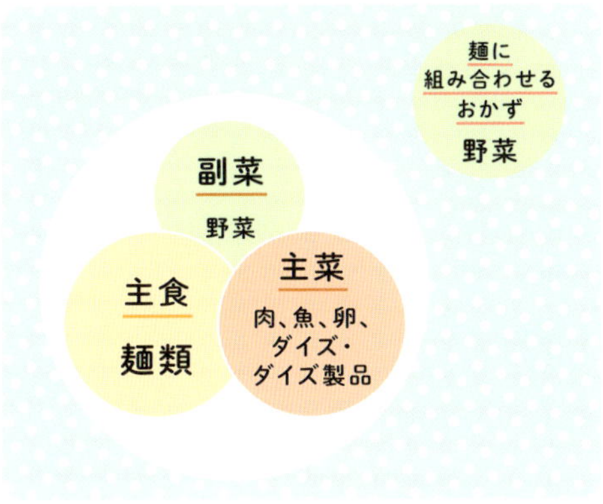


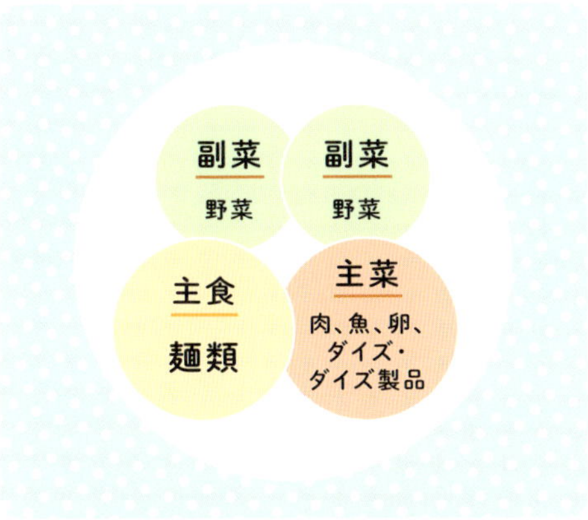


**麺料理に主菜材料と野菜が1食分含まれる場合（24ページ）**
（麺1品でバランスOK）

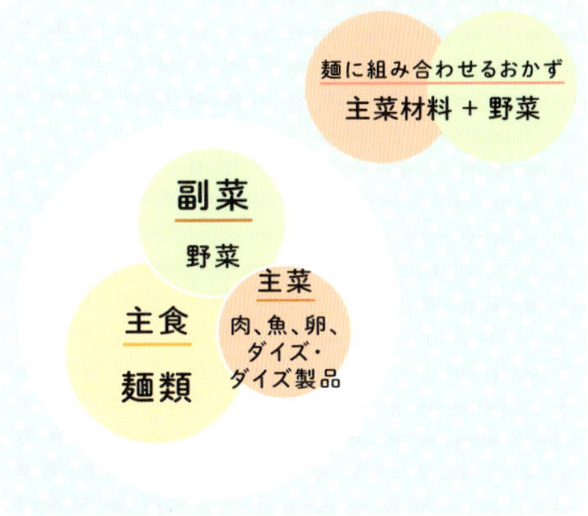


**麺料理に含まれる主菜材料&野菜が少ない場合（22ページ）**
（主菜材料と野菜が入ったおかずをプラスする）

### 塩分量の調整について

本書の麺料理は3g以下に調整してありますが、1日の塩分摂取量は3g以上、6g未満。麺料理の塩分や組み合わせるおかずの塩分を確認して1日の食事の中で調整する工夫や、必要に応じて汁を残し、塩分摂取量を減らす工夫もしていきましょう。

### タンパク質量の調整について

- 麺の種類により含まれるタンパク質量に違いがあります。麺の量を調整する場合は巻末（93ページ）の麺の栄養価一覧を参考にしてください。
- レシピで使用している主菜材料（肉、魚、卵、ダイズ・ダイズ製品）は減塩でおいしく食べられるように種類、部位、量を調整してあります。タンパク質量の調整が必要な場合は種類・部位を変えずに重量を調整するとレシピの味に近くなります。巻末（94ページ）の種類、部位、重量別のタンパク質量を参考にしてください。

## 一皿に、主食となる麺と主菜・副菜が含まれていると、イメージして

麺は、「主食（麺）」と「おかず（主菜や副菜）」を兼ねるため、もう一皿おかずを加えるだけで、栄養バランスがとてもよくなります。

加えるおかずの内容は、麺料理に含まれる主菜材料（肉、魚、卵、ダイズ・ダイズ製品）と野菜の量で考えます。足りない食品をプラスするのです。たとえば、野菜は1日あたり350g以上の摂取を目指すわけですから、1食あたりですと100～120gが目標になります。麺料理に含まれる野菜がそれに満たない場合、追加の一皿でフォローします。主菜材料が少ない場合は、主菜材料も加えます。

もちろん料理によっては麺一皿で栄養バランスが整うことも。組み合わせのコツを覚えれば、バラエティー豊かな麺料理を楽しむことができます。

組み合わせレシピ例●1

# 野菜のおかずを付けたい麺料理

さっと用意できる、時短の野菜メニューをそろえました。ストック野菜で作るおかず、生野菜のおかず、作りおきのおかず、レンチンで調理するおかず、もちろん、おいしさもいうことなしです。

## 野菜のおかず1品で1食分の野菜量ばっちり!

### 野菜のおかずがあれば、バランスOK!

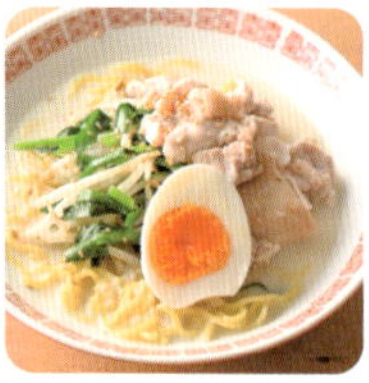
白湯(パイタン)ラーメン
(31ページ)

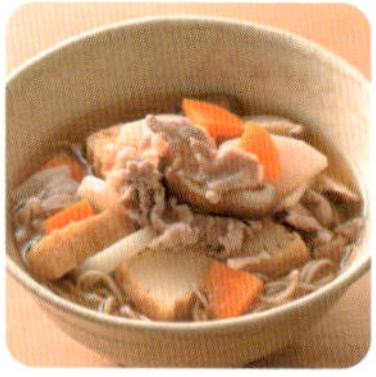
肉入りけんちんそば
(65ページ)

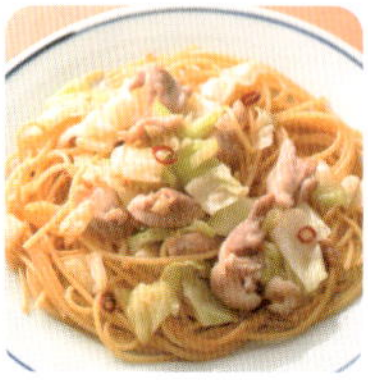
和風ペペロンチーノ
(53ページ)

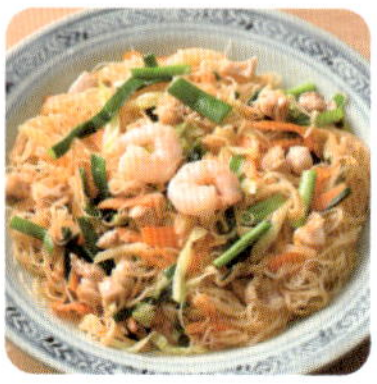
焼きビーフン
(43ページ)

### 1食あたりの野菜量100~120gを目指そう!

ストック野菜で

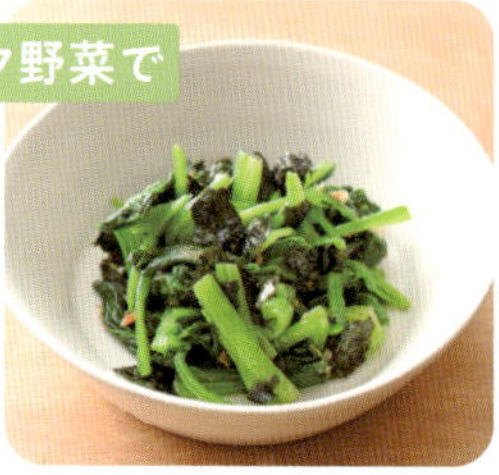
ホウレンソウの磯辺和え
(75ページ)ほか8品

生野菜で

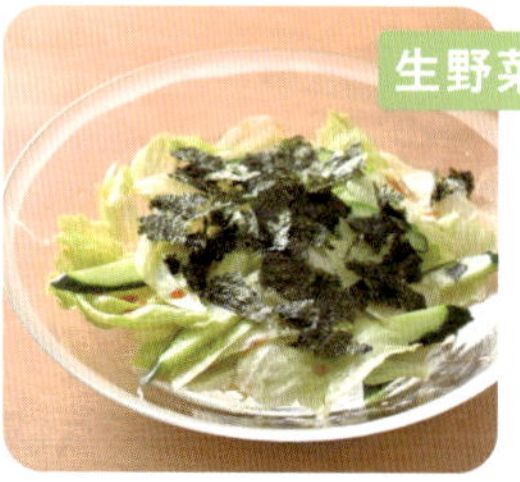
レタスの韓国風サラダ
(79ページ)ほか2品

作りおきで

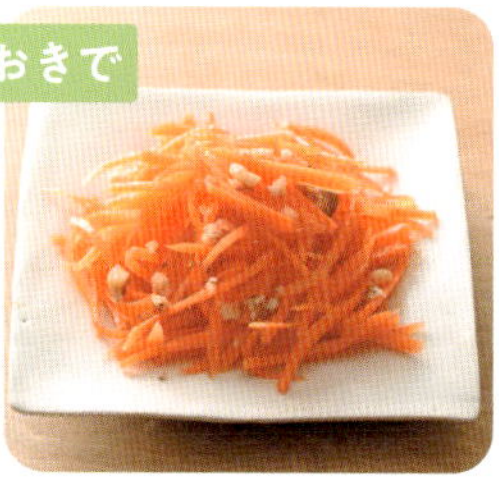
ニンジンのレモンマリネ
(81ページ)ほか3品

レンチンで

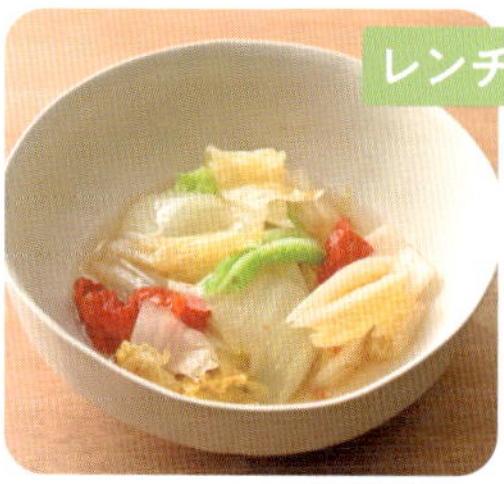
ハクサイとトマトの中華スープ煮
(83ページ)ほか3品

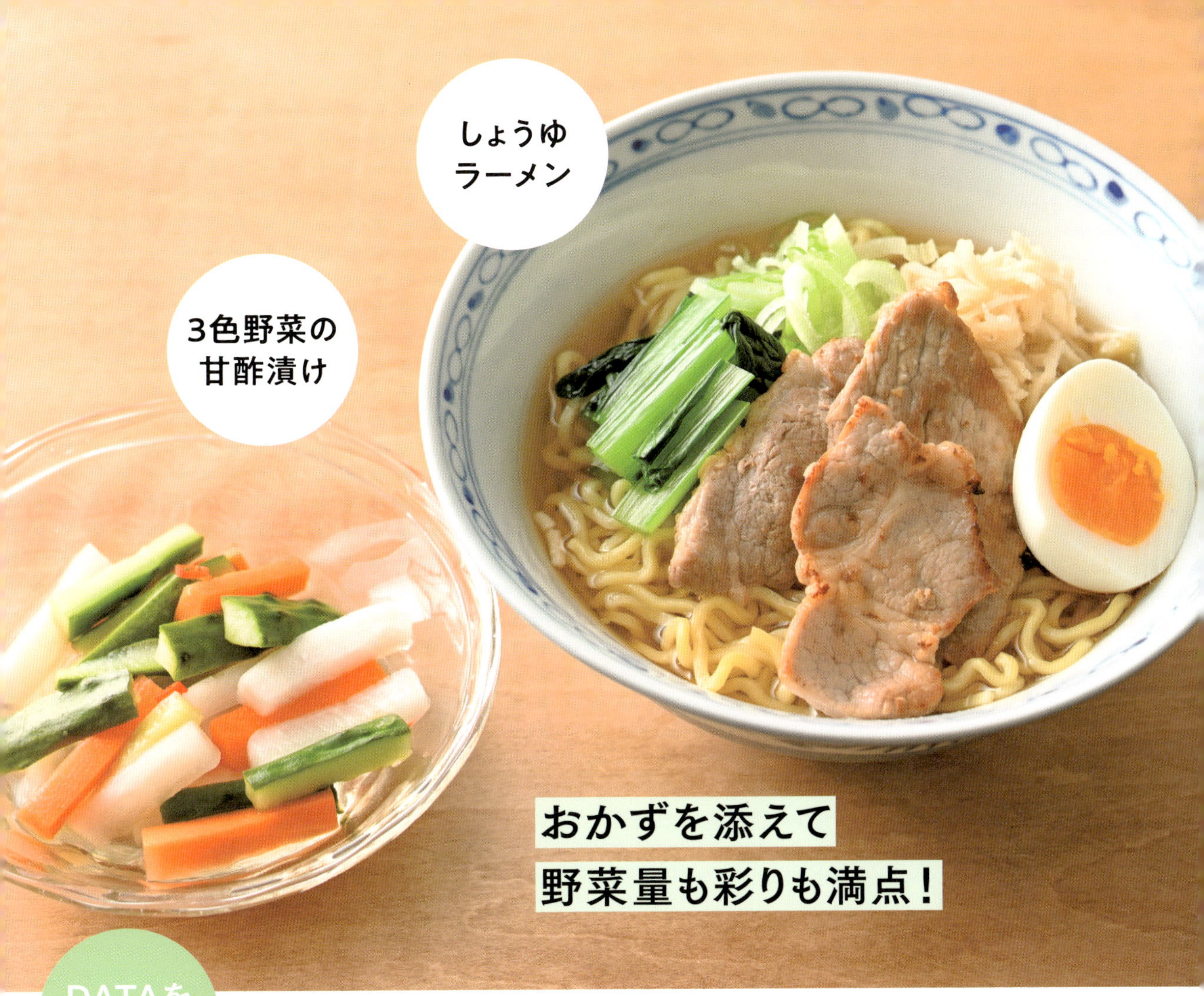


## おかずを添えて野菜量も彩りも満点！

### DATAをチェック！

#### 3色野菜の甘酢漬け
(81ページ)

野菜量 60g

DATA

| エネルギー | タンパク質 | 食塩相当量 | カリウム | リン | 炭水化物 | 脂質 | 食物繊維 |
|---|---|---|---|---|---|---|---|
| 29 kcal | 0.4g | 0.3g | 150 mg | 18 mg | 5.9g | 0g | 1.1g |

#### しょうゆラーメン
(27ページ)

野菜量 50g

DATA

| エネルギー | タンパク質 | 食塩相当量 | カリウム | リン | 炭水化物 | 脂質 | 食物繊維 |
|---|---|---|---|---|---|---|---|
| 510 kcal | 22.1g | 2.8g | 732 mg | 239 mg | 62.2g | 16.6g | 8.1g |

↓

#### 合計

野菜量 110g

| エネルギー | タンパク質 | 食塩相当量 | カリウム | リン | 炭水化物 | 脂質 | 食物繊維 |
|---|---|---|---|---|---|---|---|
| 539 kcal | 22.5g | 3.1g | 882 mg | 257 mg | 68.1g | 16.6g | 9.2g |

組み合わせレシピ例●2

# 主菜材料（肉、魚、卵、ダイズ・ダイズ製品）と野菜のおかずを付けたい麺料理

本書の麺料理のなかには、麺を活かした、シンプルだからこそ味わい深いメニューがあります。主菜材料と野菜をプラスできるおかずを添えましょう。

## 主菜材料も野菜量もおかずがお助け！

### 麺の味わいを活かしたメニュー

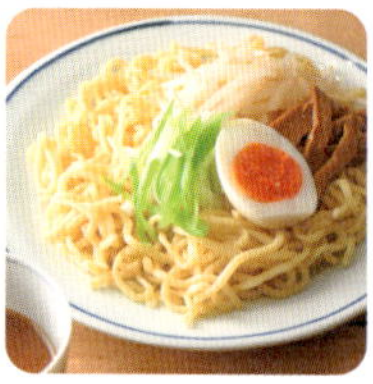

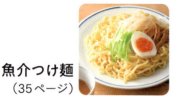

魚介つけ麺
（35ページ）

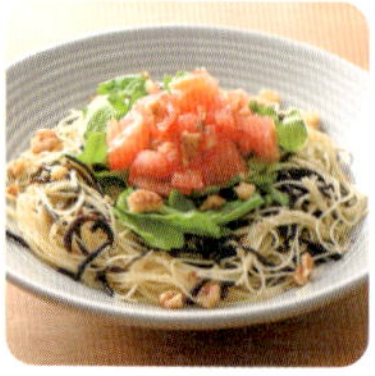

ひじきとシュンギクの冷製パスタ
（48ページ）

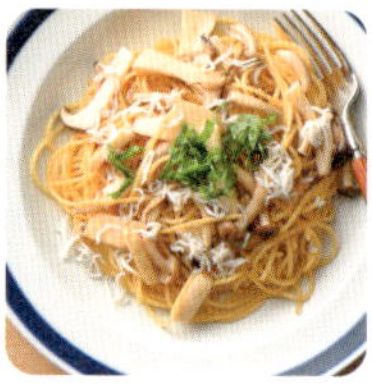

バターしょうゆパスタ
（50ページ）

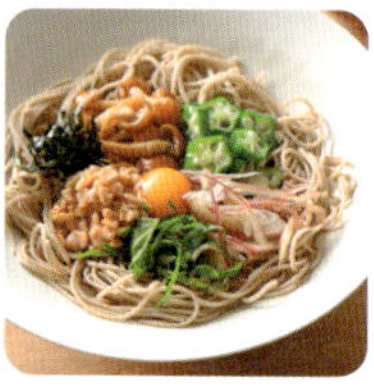

ネバネバそば
（67ページ）

### 主菜材料も野菜もしっかりと！

豆腐で

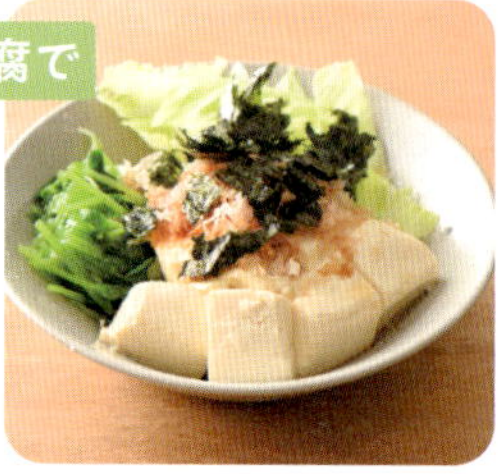

豆腐のサラダ
（85ページ）

ダイズ水煮で

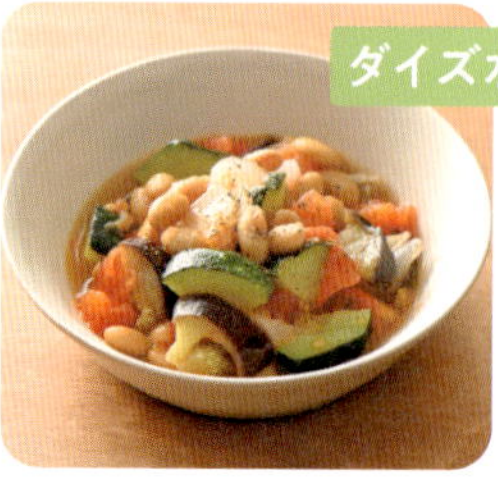

ダイズ入りラタトゥイユ
（86ページ）

卵で

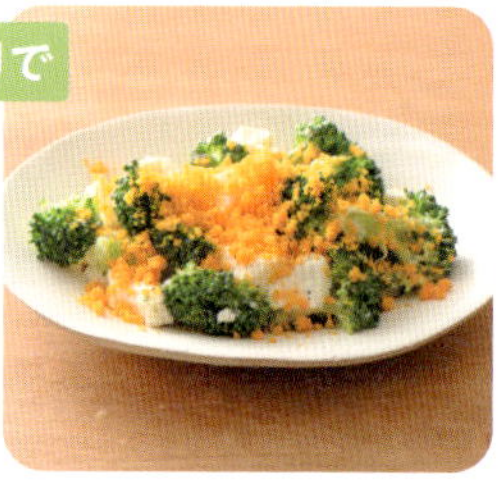

ブロッコリーのミモザサラダ
（87ページ）

ツナ缶で

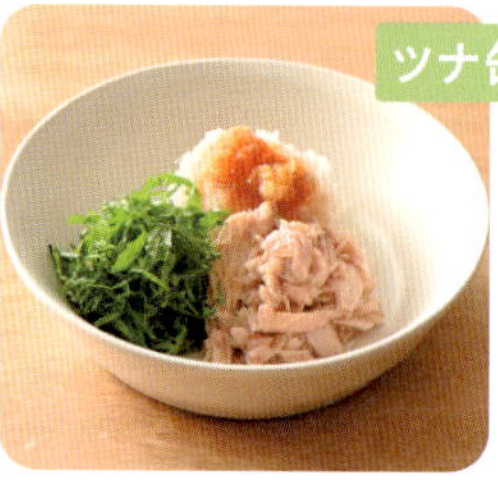

ツナのダイコンおろし添え
（88ページ）

※主菜材料（肉、魚、卵、ダイズ・ダイズ製品）の適量は1日に必要なタンパク質量により変わります。1日に摂る主菜材料の量を基準に、組み合わせるおかずと量を選びましょう。

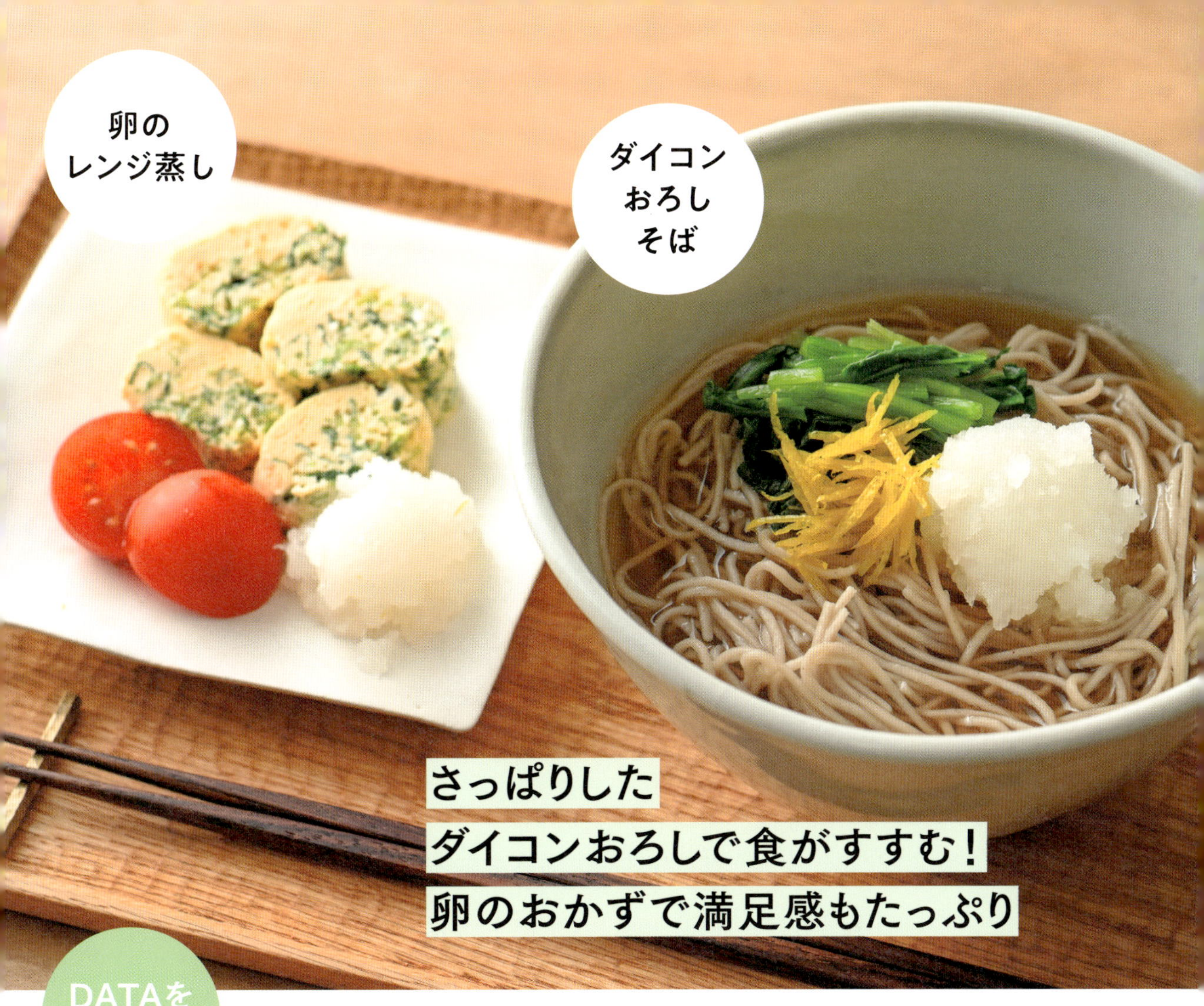
卵の
レンジ蒸し
ダイコン
おろし
そば
さっぱりした
ダイコンおろしで食がすすむ！
卵のおかずで満足感もたっぷり

DATAを
チェック！

### 卵のレンジ蒸し

（87ページ）

野菜量 70g

DATA

| エネルギー | タンパク質 | 食塩相当量 | カリウム | リン | 炭水化物 | 脂質 | 食物繊維 |
|---|---|---|---|---|---|---|---|
| 128 kcal | 6.5g | 0.5g | 262 mg | 112 mg | 6.6g | 7.7g | 1.3g |

### ダイコンおろしそば

（66ページ）

野菜量 80g

DATA

| エネルギー | タンパク質 | 食塩相当量 | カリウム | リン | 炭水化物 | 脂質 | 食物繊維 |
|---|---|---|---|---|---|---|---|
| 274 kcal | 10.0g | 2.6g | 406 mg | 198 mg | 50.2g | 1.3g | 4.7g |

↓

### 合計

野菜量 150g

| エネルギー | タンパク質 | 食塩相当量 | カリウム | リン | 炭水化物 | 脂質 | 食物繊維 |
|---|---|---|---|---|---|---|---|
| 402 kcal | 16.4g | 3.0g | 668 mg | 311 mg | 56.7g | 9.0g | 6.1g |

※組み合わせ例の各料理の合計値の相違は端数処理によるものです。

組み合わせレシピ例●3

# 1品で栄養バランスOKの麺料理

本書の麺料理には、1品で主食、主菜、副菜（野菜の合計１００～１２０g）を摂れるメニューがあります。

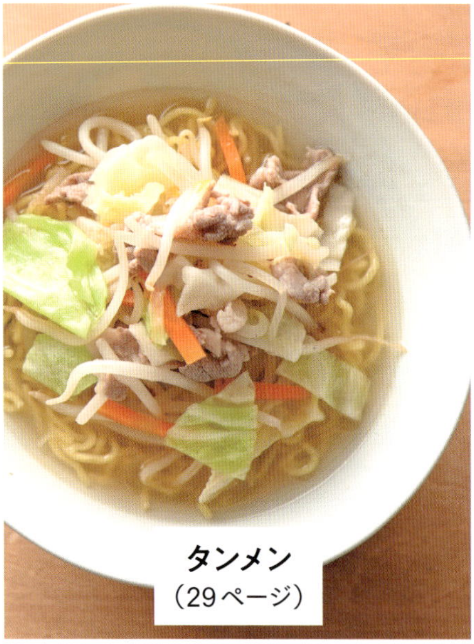

タンメン
（29ページ）

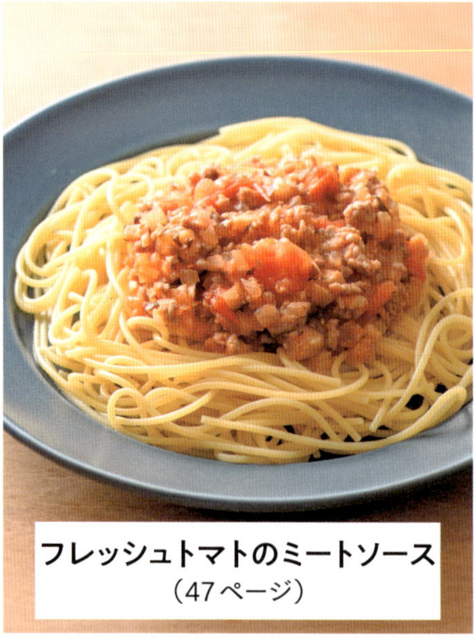

フレッシュトマトのミートソース
（47ページ）

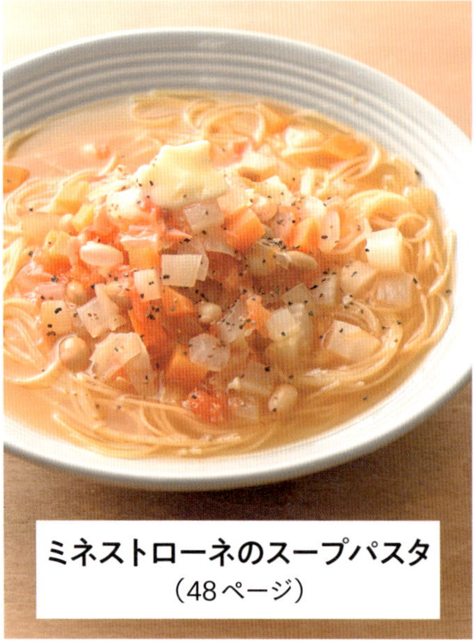

ミネストローネのスープパスタ
（48ページ）

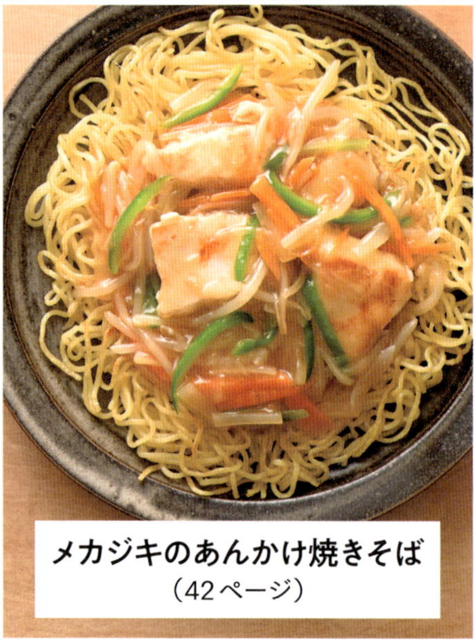

メカジキのあんかけ焼きそば
（42ページ）

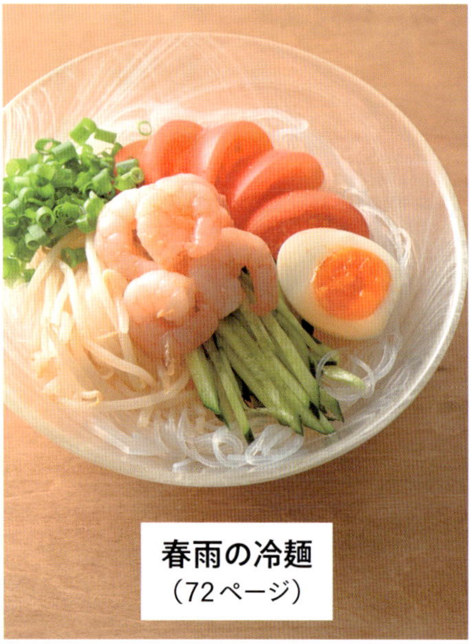

春雨の冷麺
（72ページ）

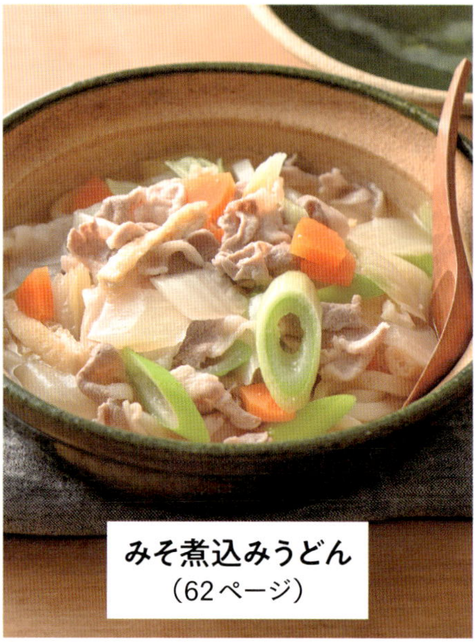

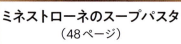

みそ煮込みうどん
（62ページ）

# 第2章

～減塩でも、味わいしっかり～

# 麺
# レシピ

減塩食品を使わず、

家族もいっしょに食べられるように

試作を繰り返して生み出したレシピです。

酸味、風味、うま味、辛味を生かして、

減塩とは思えないおいしさを実現しました。

和・洋・中の代表的な麺メニューを楽しんでください。

※麺料理の水の量、火加減、加熱時間は目安です。
ご家庭の調理器具の火力・作る分量により適宜調節してください。

※ビーフン、フォー、スパゲッティ、そば、そうめん、春雨の（乾）は乾麺を、
中華麺の（生）は生麺を使用しています。

香味野菜とみそのコクがからむ

# みそラーメン

野菜量
130g

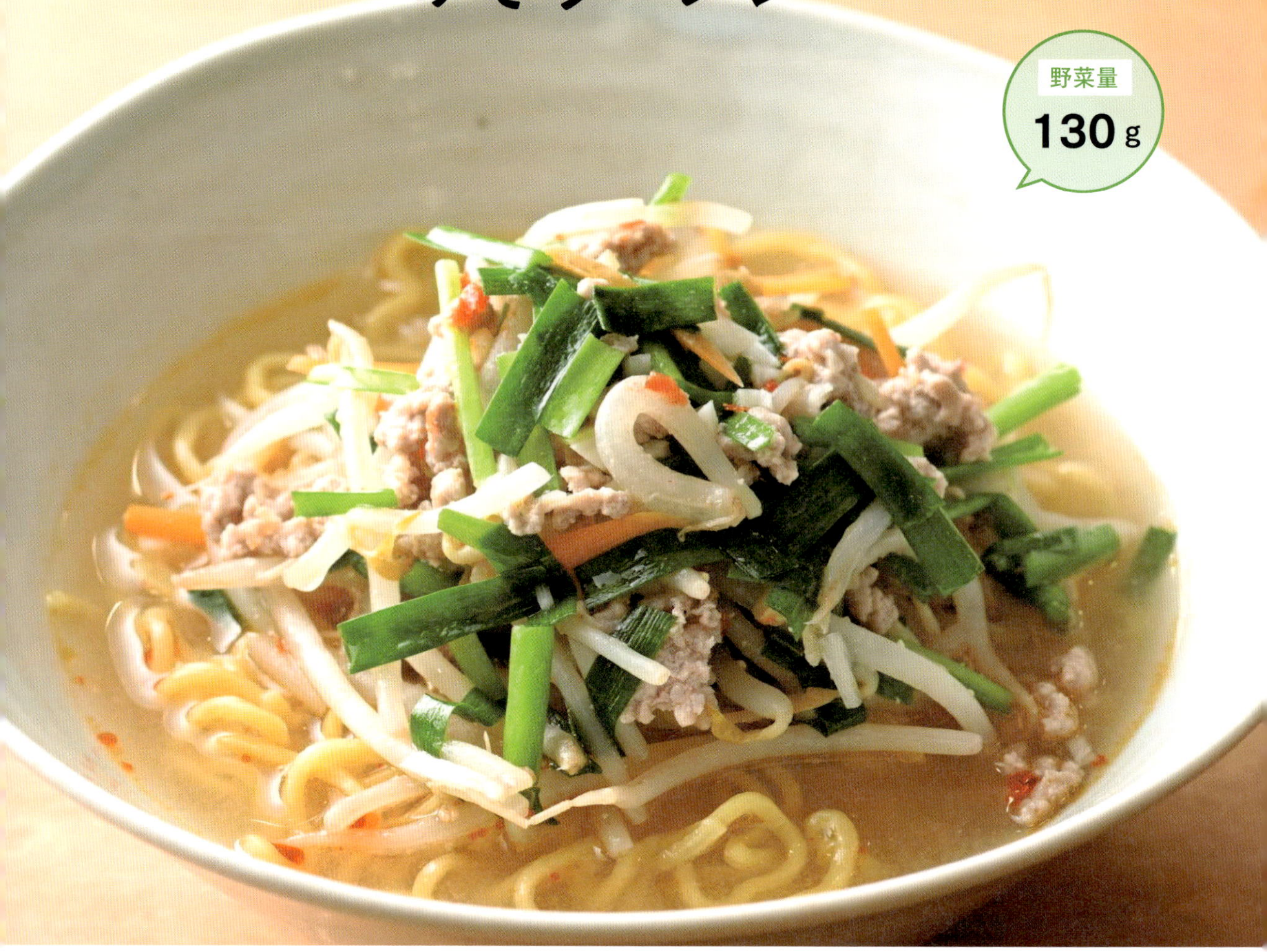

**材料**（1人分）

中華麺（生）…110g
豚ひき肉…60g
キャベツ…30g
モヤシ…60g
ニンジン…20g
ニラ…10g
ごま油…小さじ1
みそ…小さじ1と⅔
酢…小さじ½
ラー油…好みの量
Ⓐ［ニンニク（みじん切り）…5g
ショウガ（みじん切り）…5g
豆板醤…小さじ⅕
Ⓑ［しょうゆ…小さじ⅓
砂糖…小さじ⅔
顆粒鶏ガラだし…小さじ⅓
水…200mL

**作り方**

1 キャベツ、ニンジンはせん切り、ニラは3cm長さに切る。
2 フライパンにごま油を熱してⒶを炒め、香りが立ったらひき肉を加えて炒める。
3 ひき肉に火が通ったらニラ以外の野菜を加えて炒め、Ⓑを入れる。
4 野菜に火が通ったらニラ、みそ、酢を加え、ひと煮立ちさせて火を止める。
5 麺をゆでて器に盛り、4の具をのせてから汁をかけ、好みでラー油をかける。

**DATA**

エネルギー 507 kcal
タンパク質 22.5g
食塩相当量 2.8g
カリウム 604mg
リン 197mg
炭水化物 62.6g
脂質 15.9g
食物繊維 8.9g

切り干しダイコンとオイスターソースが隠し味

# しょうゆラーメン

野菜量
50ｇ

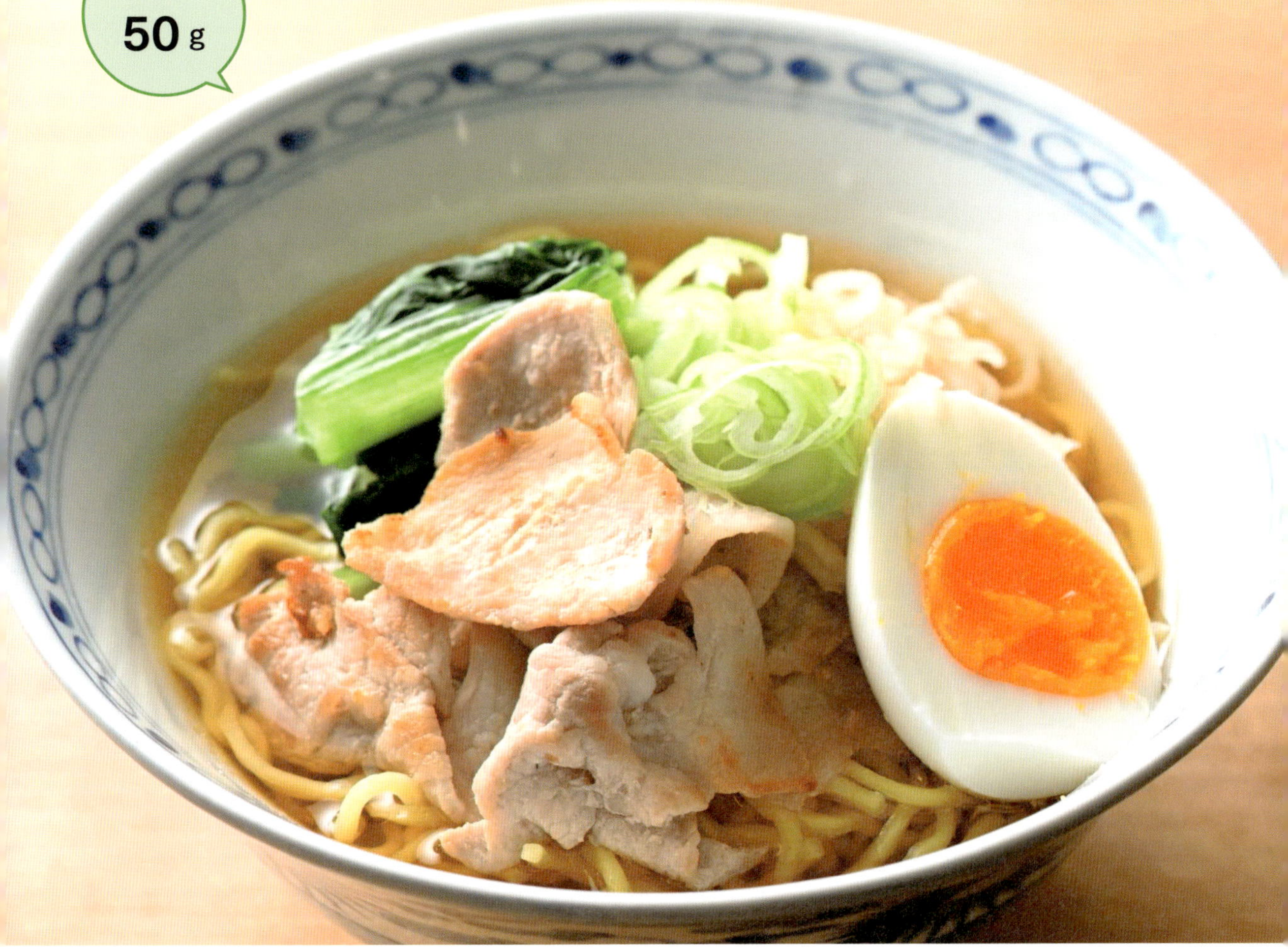

**材料**（1人分）

中華麺（生）…110ｇ
豚肩ロース薄切り肉…50ｇ
切り干しダイコン（乾）…5ｇ
コマツナ…30ｇ
長ネギ…10ｇ
ニンニク（すりおろす）…5ｇ
ごま油…小さじ1
ゆで卵…½個
Ⓐ しょうゆ…小さじ1と⅓
　 顆粒鶏ガラだし…小さじ½
　 オイスターソース…小さじ½
　 酢…小さじ½
　 水…200mL

**作り方**

1. 切り干しダイコンは洗って水気を絞り、5㎝長さに切る。コマツナはゆでて3㎝長さ、長ネギは小口切りにする。
2. フライパンにごま油を熱し、豚肉とニンニクを加えて肉に焼き色がつくまで炒める。
3. 鍋にⒶと切り干しダイコンを入れて中火にかけ、煮立ったら火を止める。そのまま5分ほど置いて、切り干しダイコンを取り出す。
4. 麺をゆでて器に盛り、**3**の汁を温め直してかけたら、**2**、切り干しダイコン、ゆで卵、コマツナ、長ネギをのせる。

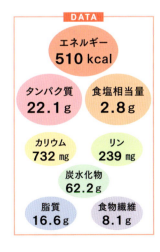

**DATA**

エネルギー 510 kcal
タンパク質 22.1ｇ
食塩相当量 2.8ｇ
カリウム 732㎎
リン 239㎎
炭水化物 62.2ｇ
脂質 16.6ｇ
食物繊維 8.1ｇ

レモンとだしのダブル効果で感動の塩味！

# 塩ラーメン

野菜量 55g

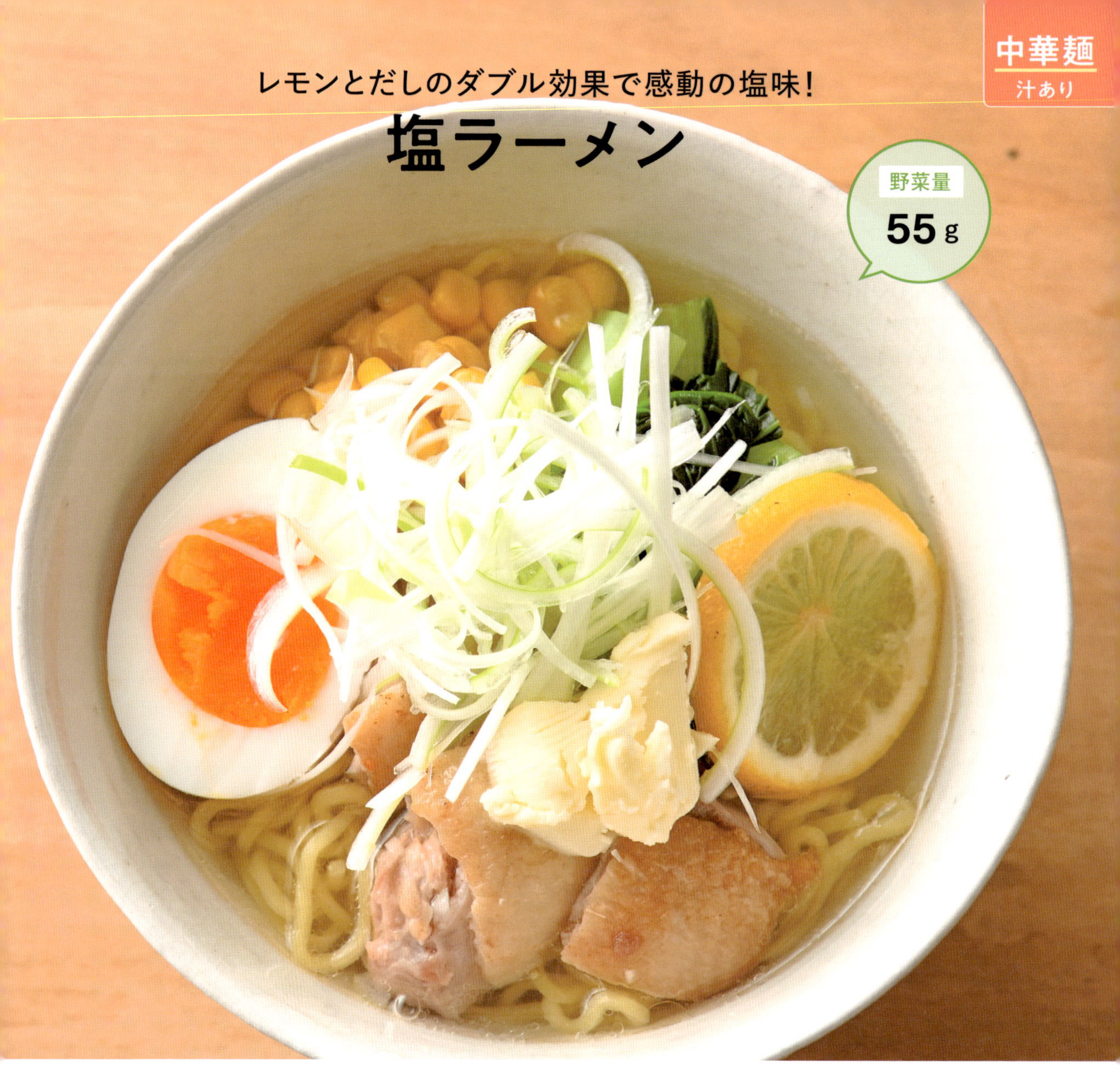

## 材料（1人分）

中華麺（生）…110g
鶏もも肉（皮つき）…50g
コマツナ…30g
長ネギ…10g
コーン缶…10g
ゆで卵…½個
バター（有塩）…5g
レモン（スライス）…1枚
Ⓐ 長ネギ（みじん切り）…5g
　塩…1g
　ごま油…小さじ½
Ⓑ 顆粒鶏ガラだし…小さじ⅓
　顆粒和風だし…小さじ⅓
　水…200mL
こしょう…好みの量

## 作り方

1 鶏肉は3等分に切る。
2 コマツナはゆでて3cm長さに切る。長ネギは縦の細切りにして、水にさらす。
3 フライパンに**1**の皮を下にして置き、中火にかける。焼き色がついたら肉を返し、火が通るまで焼く。
4 Ⓐを混ぜて麺を盛る器に入れる。
5 鍋にⒷを入れて中火にかけ、ひと煮立ちさせて**4**に入れる。
6 **5**にゆでた麺を盛り、**3**、ゆで卵、コーン、コマツナ、水気を切った長ネギ、バター、レモンをのせ、好みでこしょうをふる。

DATA

| | |
|---|---|
| エネルギー | 485kcal |
| タンパク質 | 22.6g |
| 食塩相当量 | 2.6g |
| カリウム | 528mg |
| リン | 222mg |
| 炭水化物 | 57.5g |
| 脂質 | 16.0g |
| 食物繊維 | 7.1g |

シャキシャキ野菜とショウガの香りが引き立つ

# タンメン

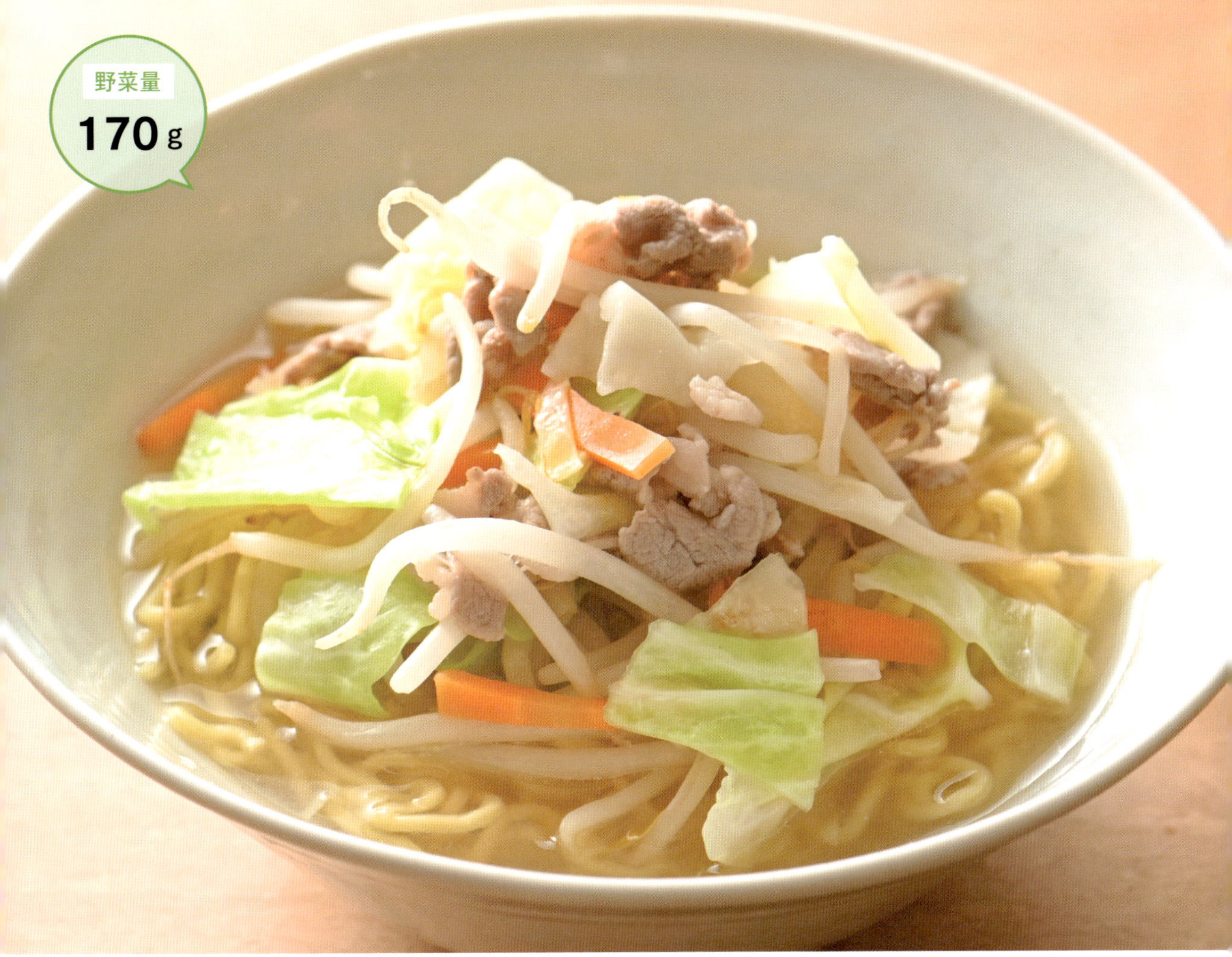

野菜量
170g

## 材料（1人分）

中華麺（生）…110g
豚肩ロース薄切り肉…60g
キャベツ…60g
ニンジン…25g
モヤシ…80g
ショウガ（スライス）…5g
ごま油…小さじ1
酢…小さじ½
Ⓐ 酒…大さじ1
　顆粒鶏ガラだし…小さじ⅘
　塩…1g
　水…200mL
こしょう…好みの量

## 作り方

1 キャベツは4㎝角に切り、ニンジンは厚めの短冊切りにする。
2 フライパンにごま油を熱し、ショウガ、豚肉、ニンジンを入れて炒める。
3 2にキャベツを加えて炒め、火が回ったらモヤシを加えて炒める。Ⓐを加え、アクが出たら取る。
4 ひと煮立ちしたら酢を加えて、火を止める。
5 麺をゆでて器に盛り、4の具をのせ、汁をかける。好みでこしょうをふる。

DATA

エネルギー 513 kcal
タンパク質 20.9g
食塩相当量 2.6g
カリウム 586㎎
リン 208㎎
炭水化物 62.1g
脂質 16.2g
食物繊維 8.7g

まろやかスープに魚介のうま味たっぷり

# ちゃんぽん風ラーメン

野菜量
115g

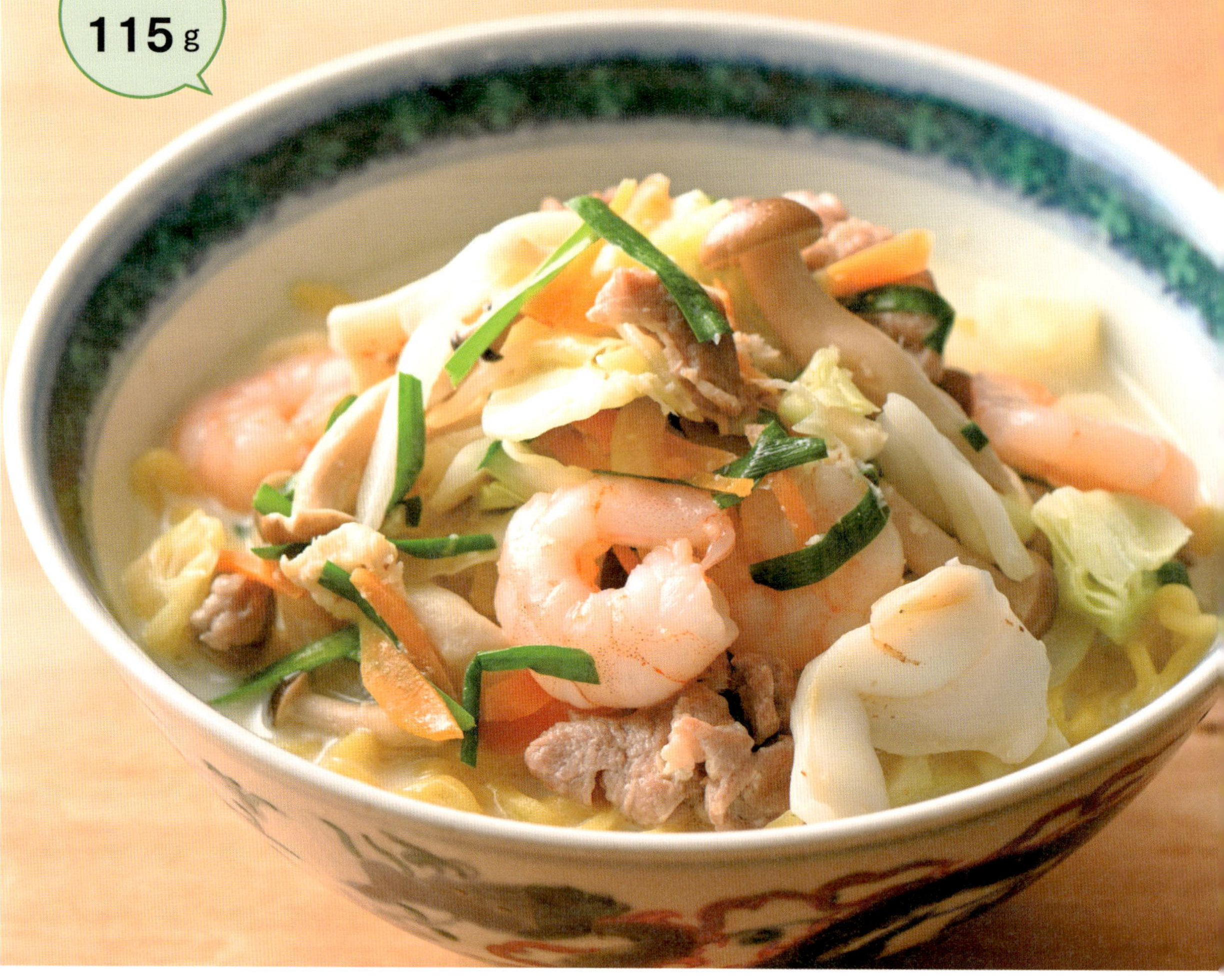

**材料**（1人分）

中華麺（生）…110g
豚肩ロース薄切り肉…30g
イカ…20g
むきエビ…20g
キャベツ…50g
ニラ…10g
ニンジン…20g
タマネギ…30g
シメジ…30g
サラダ油…小さじ1
Ⓐ［塩…1g
　 顆粒鶏ガラだし…小さじ½
　 水…150mL
無調整豆乳…100mL
オリーブオイル…小さじ1
ショウガ（すりおろす）…5g

**作り方**

1 キャベツは3cm角に切り、ニラは3cm長さに切る。ニンジンはせん切り、タマネギは薄切り、シメジは石づきを取り小房に分ける。
2 フライパンにサラダ油を熱し、豚肉、イカ、エビを炒める。
3 2にニラ以外の野菜とシメジを加えて炒め、Ⓐを入れてひと煮立ちさせる。
4 3にニラと豆乳を加える。温まったら火を止めて、オリーブオイルとショウガを加える。
5 麺をゆでて器に盛り、4の具をのせて汁をかける。

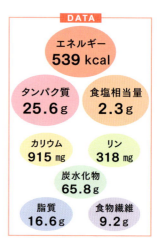

**DATA**

| | |
|---|---|
| エネルギー | 539 kcal |
| タンパク質 | 25.6g |
| 食塩相当量 | 2.3g |
| カリウム | 915mg |
| リン | 318mg |
| 炭水化物 | 65.8g |
| 脂質 | 16.6g |
| 食物繊維 | 9.2g |

もも肉入りで味も食べごたえも満点

# 白湯(パイタン)ラーメン

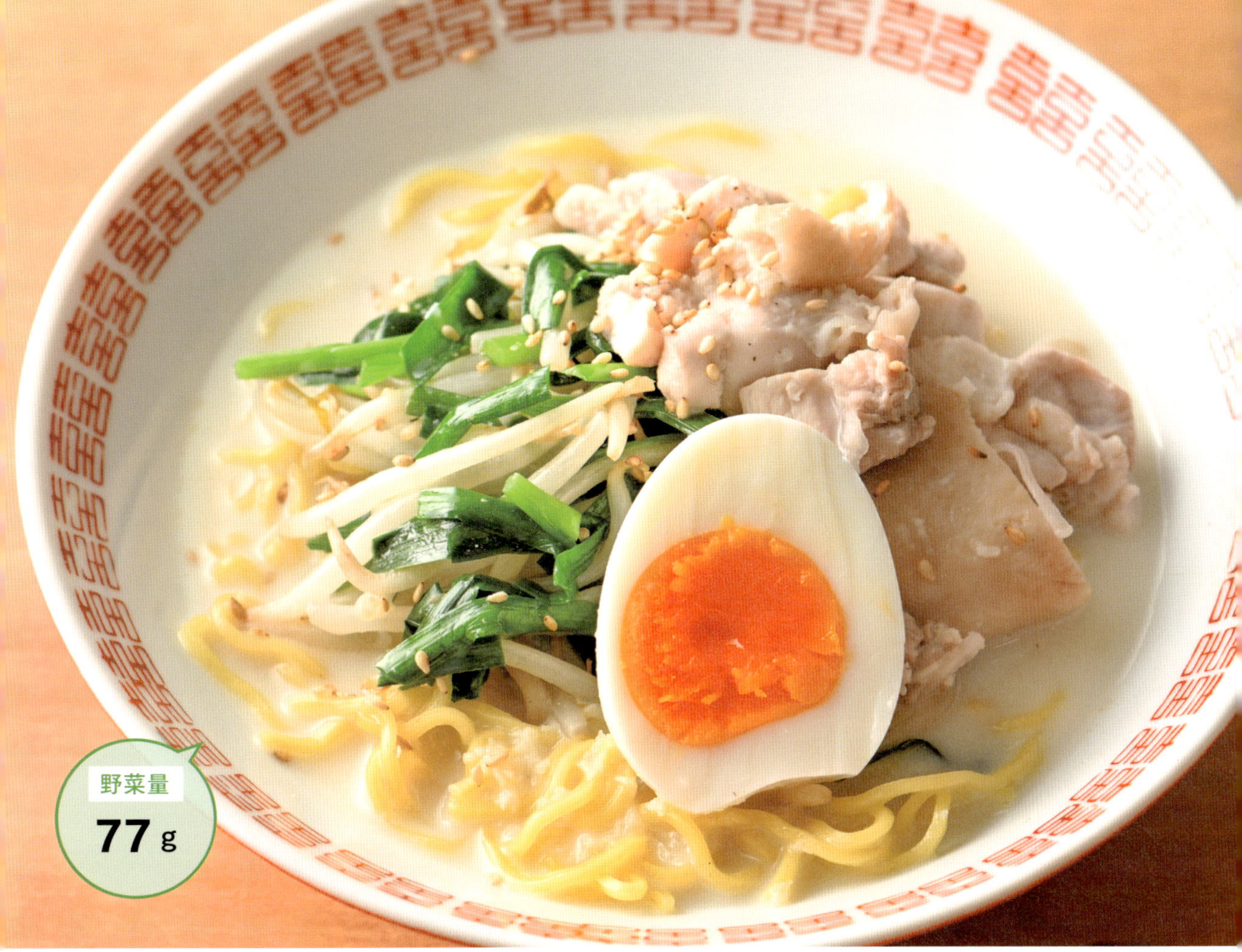

野菜量
**77 g**

### 材料（1人分）

中華麺(生)…110ｇ
鶏もも肉(皮つき)…60ｇ
モヤシ…60ｇ
ニラ…15ｇ
ごま油…小さじ1
Ⓐ 顆粒鶏ガラだし…小さじ1
　 ニンニク(すりおろす)…2ｇ
　 塩…0.6ｇ
　 こしょう…少々
　 水…150ｍL
無調整豆乳…50ｍL
半熟卵…½個
白いりごま…小さじ1

### 作り方

1 鶏もも肉は小さめの一口大に切り、ゆでておく。ニラは5㎝長さに切る。
2 フライパンにごま油を熱し、モヤシ、ニラの順に入れて炒める。
3 鍋にⒶを入れて中火にかけ、煮立ったら火を弱めて豆乳を加え温める。
4 麺をゆでて器に盛り、鶏肉と**2**をのせる。**3**をかけていりごまをふり、半熟卵をのせる。

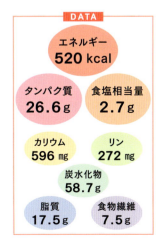

**DATA**

| | |
|---|---|
| エネルギー | 520 kcal |
| タンパク質 | 26.6ｇ |
| 食塩相当量 | 2.7ｇ |
| カリウム | 596 mg |
| リン | 272 mg |
| 炭水化物 | 58.7ｇ |
| 脂質 | 17.5ｇ |
| 食物繊維 | 7.5ｇ |

野菜たっぷり！ ラー油が味の引き締め役

## 酸辣湯麺（サンラータンメン）

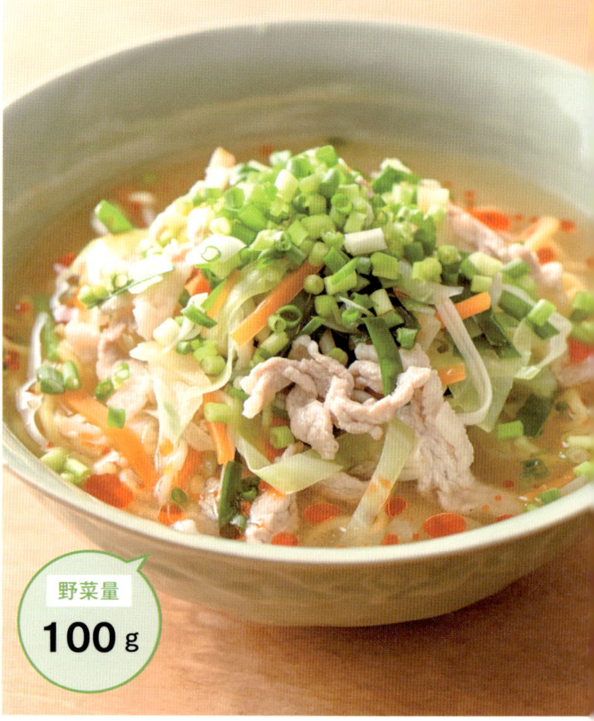


**材料**（1人分）

中華麺（生）…110 g
豚肩ロース薄切り肉…60 g
キャベツ…60 g
ニンジン…20 g
エノキダケ…20 g
ニラ…10 g
Ⓐ［顆粒鶏ガラだし…小さじ½
　水…300 mL
　塩…1.2 g
　しょうゆ…小さじ½
Ⓑ［片栗粉…小さじ1と½
　水…小さじ3
ごま油…小さじ1
酢…大さじ1
青ネギ（小口切り）…10 g
ラー油…好みの量

**作り方**

1 豚肉は細切り、キャベツ、ニンジンはせん切りにする。エノキダケは石づきを取り、ほぐしておく。ニラは3㎝長さに切る。
2 鍋にⒶを入れて中火にかけ、肉、キャベツ、ニンジン、エノキダケを入れ、アクを取りながら3分ほど煮る。
3 2にニラを加える。
4 Ⓑの水溶き片栗粉を3に加えてとろみをつける。火を止め、ごま油と酢を加える。
5 麺をゆでて器に盛り、4をかけたらラー油を回しかける。青ネギを散らす。

**DATA**

| エネルギー | タンパク質 | 食塩相当量 |
|---|---|---|
| 518 kcal | 20.5 g | 2.8 g |

| カリウム | リン | 炭水化物 | 脂質 | 食物繊維 |
|---|---|---|---|---|
| 661 mg | 219 mg | 65.4 g | 16.6 g | 8.7 g |

サバの旨味とカレー風味が絶妙に絡む

## サバ缶のカレーラーメン

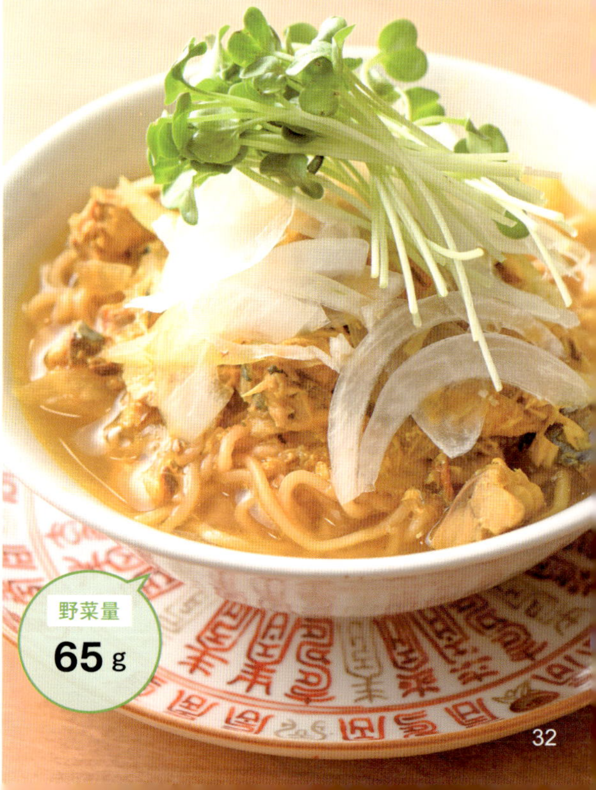


**材料**（1人分）

中華麺（生）…110 g
サバ水煮缶…60 g
タマネギ…30 g＋20 g
ニンニク（すりおろす）…5 g
ごま油…小さじ½
Ⓐ［みそ…小さじ1
　みりん…小さじ2
　酢…小さじ1
　顆粒鶏ガラだし…小さじ½
　顆粒和風だし…小さじ⅕
　水…250 mL
カレー粉…小さじ2
カイワレダイコン…10 g

**作り方**

1 タマネギ30gは薄切りにする。20gはごく薄くスライスして水にさらす。
2 フライパンにごま油を熱し、ニンニクを炒める。
3 2にサバを軽くほぐしながら加える。Ⓐを加えてアクを取り、薄切りにしたタマネギ30gを入れて中火で2～3分煮る。
4 3の煮汁でカレー粉を溶いて加え、ひと煮立ちしたら火を止める。
5 麺をゆでて器に盛り、4の具をのせてから汁をかける。水気を切ったタマネギのスライス20gとカイワレダイコンをのせる。

**DATA**

| エネルギー | タンパク質 | 食塩相当量 |
|---|---|---|
| 487 kcal | 22.7 g | 2.7 g |

| カリウム | リン | 炭水化物 | 脂質 | 食物繊維 |
|---|---|---|---|---|
| 500 mg | 237 mg | 69.5 g | 9.5 g | 8.9 g |

濃厚ごまとピリ辛がたまらない本格派

# 担々麺

野菜量
**90 g**

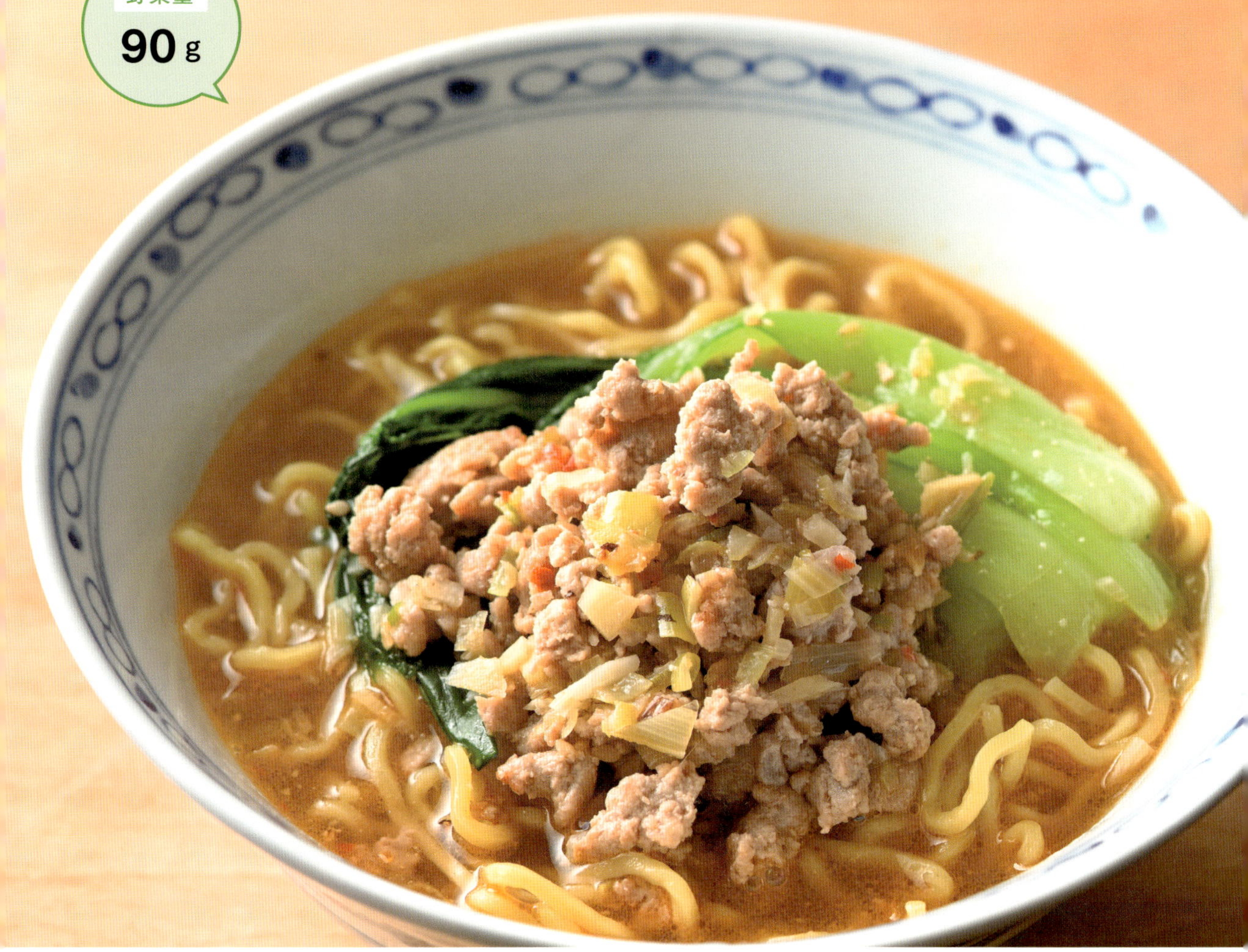

**材料**（1人分）

中華麺（生）…110 g
豚ひき肉…70 g
長ネギ…20 g
ニンニク・ショウガ…各5 g
チンゲンサイ…60 g
ごま油…小さじ1
Ⓐ みそ…大さじ½
　豆板醤…小さじ⅕
　砂糖…小さじ⅔
Ⓑ 酢…大さじ1
　しょうゆ…小さじ⅓
　顆粒鶏ガラだし…小さじ⅓
水…200 mL
白すりごま…小さじ1と½
白練りごま…小さじ1
ラー油…好みの量

**作り方**

1 長ネギ、ニンニク、ショウガはみじん切りにする。チンゲンサイはゆでて、冷水にとって冷まし、水気を切る。
2 フライパンにごま油を熱し、ひき肉を炒める。肉の色が変わったらチンゲンサイ以外の1を加え、さらに炒める。
3 2にⒶを加え、味がなじむまで炒める。炒めたひき肉を半分取っておく。
4 3に水を加えてひと煮立ちしたらⒷを入れて、火を止める。すりごまと練りごまを加えてよく混ぜる。
5 麺をゆでて器に盛る。4をかけ、ラー油をかけて、3で取り出したひき肉と、チンゲンサイをのせる。

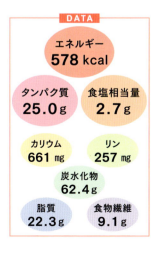

**DATA**

エネルギー 578 kcal
タンパク質 25.0 g
食塩相当量 2.7 g
カリウム 661 mg
リン 257 mg
炭水化物 62.4 g
脂質 22.3 g
食物繊維 9.1 g

野菜量
122.5g

タケノコの食感がアクセント

# 汁なし担々麺

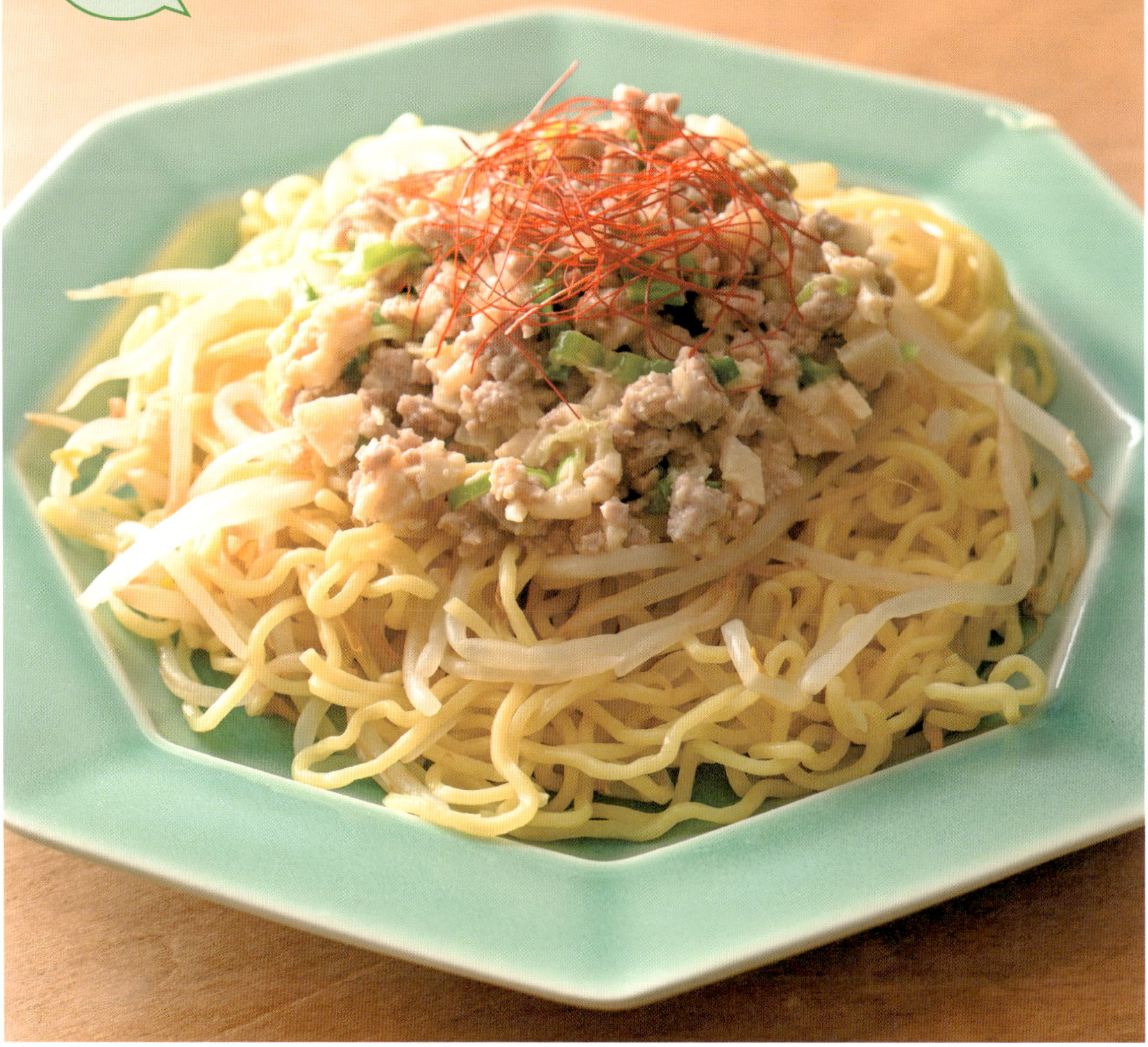

### 材料（1人分）

中華麺（生）…110g
豚ひき肉…60g
モヤシ…60g
タケノコ水煮…40g
長ネギ…20g
ニンニク（すりおろす）…2.5g
ごま油…小さじ1
Ⓐ 無調整豆乳…30mL
　みそ・酒…各小さじ1
　白練りごま…小さじ1
　顆粒鶏ガラだし…小さじ¼
　塩…0.6g
糸トウガラシ…0.4g
ラー油…好みの量

### 作り方

1 タケノコと長ネギは、みじん切りにする。
2 麺をゆでる。最後の2分はモヤシも入れてゆで、水気を切る。
3 フライパンにごま油を熱し、ニンニク、ひき肉、タケノコ、長ネギを炒める。さらにⒶを加え、弱火で汁を飛ばすように炒める。
4 2を器に盛り、3をのせる。糸トウガラシをのせ、好みでラー油をかける。

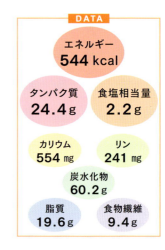

DATA

エネルギー 544 kcal
タンパク質 24.4g
食塩相当量 2.2g
カリウム 554mg
リン 241mg
炭水化物 60.2g
脂質 19.6g
食物繊維 9.4g

市販のタレで簡単に減塩

# 魚介つけ麺

野菜量
55 g

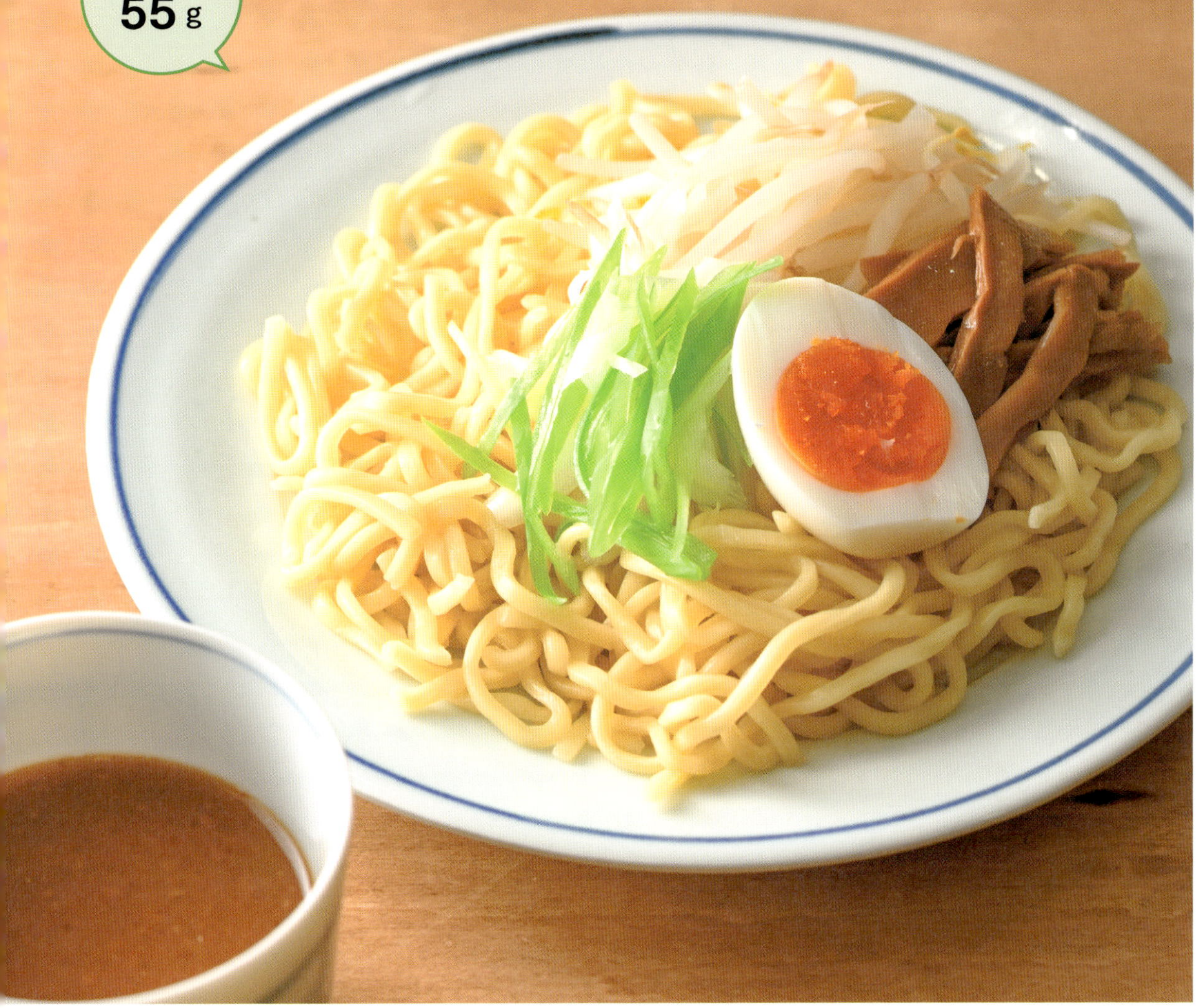

### 材料（1人分）

中華麺（生／つけ麺用）…110 g
市販のタレ…½袋
顆粒鶏ガラだし…小さじ⅙
熱湯…80 mL
長ネギ…10 g
モヤシ…30 g
メンマ…15 g
半熟卵…½個

### 作り方

1 長ネギは斜め薄切りにし、モヤシとともにさっとゆでてざるに上げる。
2 タレ、鶏ガラだしを熱湯と混ぜ合わせる。
3 ゆでた麺を冷水で冷やし、水気をよく切って器に盛り、水気を切った1とメンマ、半熟卵をのせる。別の器に2を入れて添える。

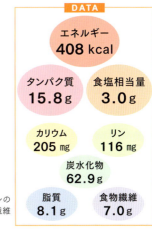

### DATA

エネルギー 408 kcal
タンパク質 15.8 g
食塩相当量 3.0 g
カリウム 205 mg
リン 116 mg
炭水化物 62.9 g
脂質 8.1 g
食物繊維 7.0 g

栄養価には市販のタレのカリウム、リン、食物繊維は入っていません。

味つき鶏肉にたれのごま風味が合う

# 冷やしバンバンジー麺

野菜量
75g

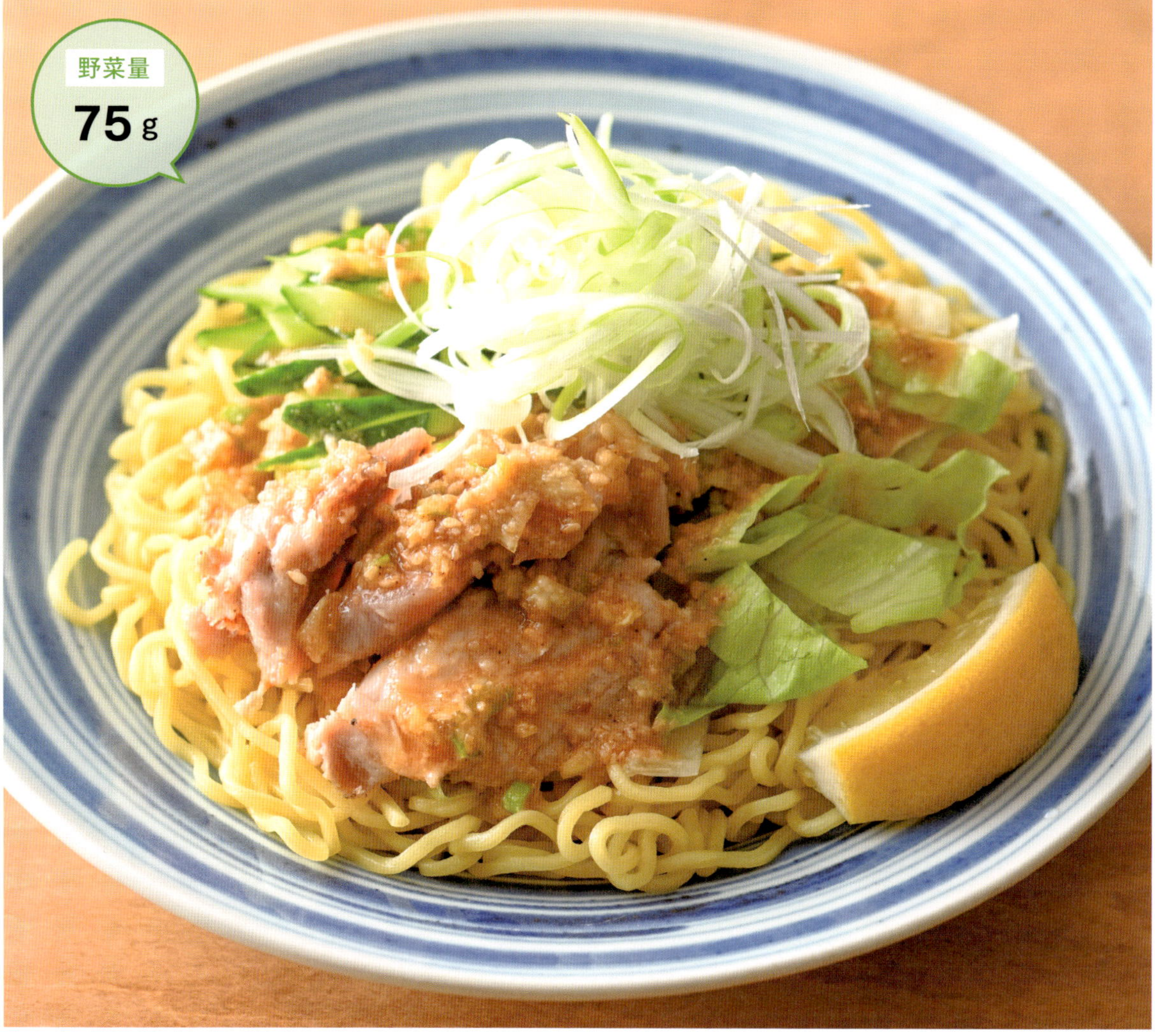

## 材料（1人分）

中華麺（生）…110g
鶏もも肉（皮つき）…60g
塩…0.2g
こしょう…少々
酒…大さじ1
キュウリ…40g
レタス…15g
長ネギ…15g
Ⓐ しょうゆ…小さじ1と⅔
　砂糖…小さじ1と½
　酢…大さじ1と½
　白すりごま…小さじ1
　白練りごま…小さじ1
　長ネギ（みじん切り）…5g
レモン（くし形切り）…⅛個

## 作り方

1 鶏肉の皮目にフォークで穴を開け、塩とこしょうをもみ込んで5分置いたら水気を拭く。
2 耐熱容器に1を入れて酒をふる。ラップをして、電子レンジ（600W）で2～3分加熱する。ラップをしたまま冷まし、冷めたら薄くそぎ切りにする。蒸し汁は取っておく。
3 キュウリ、レタスは太めのせん切り、長ネギは縦のせん切りにする。
4 Ⓐと2の蒸し汁を合わせる。
5 麺をゆでて氷水で冷やし、水気を切って器に盛る。鶏肉、3をのせて4をかけ、レモンを添える。

DATA

エネルギー 511 kcal
タンパク質 23.0g
食塩相当量 2.2g
カリウム 535mg
リン 258mg
炭水化物 63.8g
脂質 13.6g
食物繊維 7.9g

お店で食べる味そのまんま！

# 冷やし中華

野菜量 40g

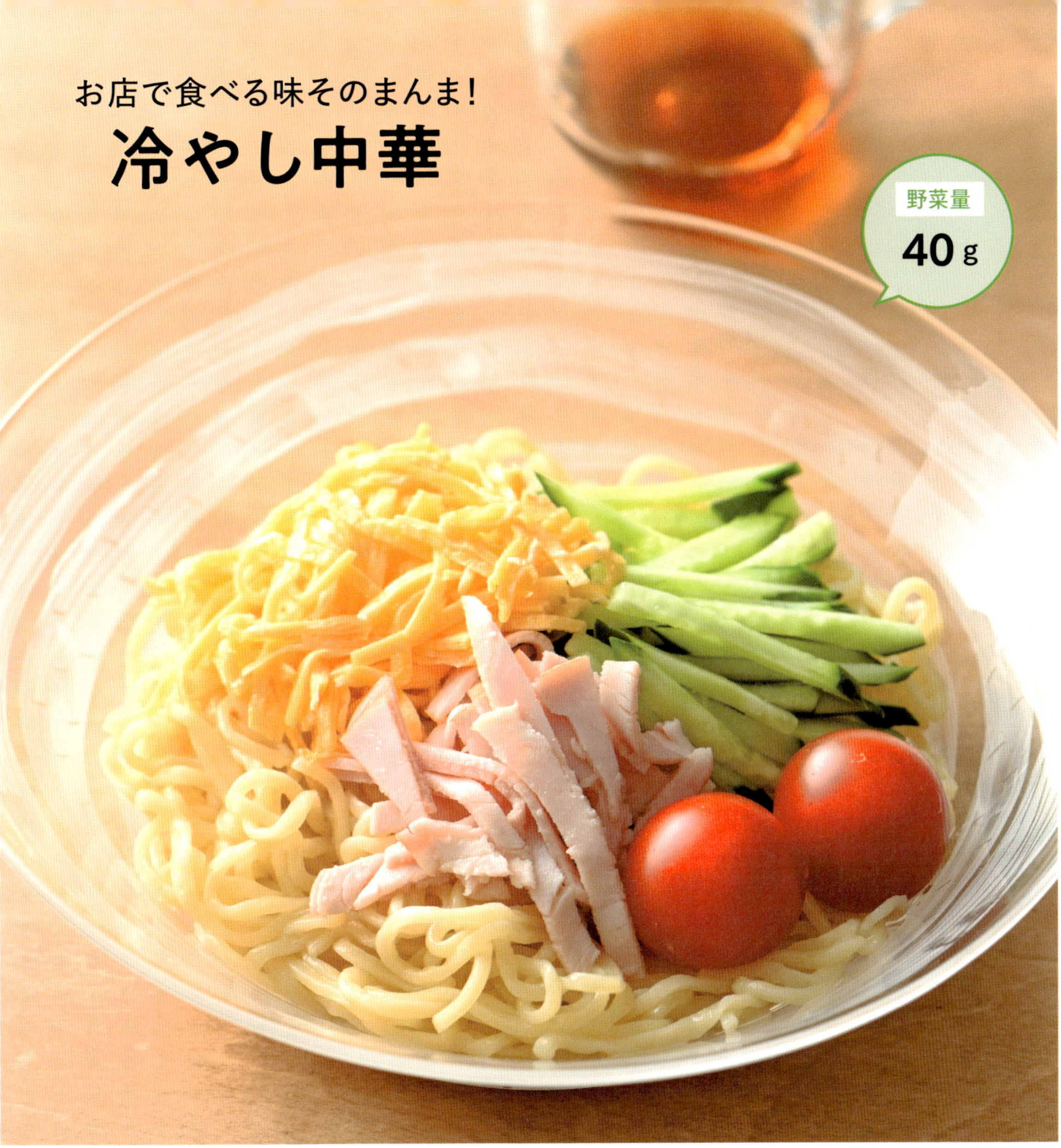

## 材料（1人分）

中華麺(生)…110g
キュウリ…20g
ハム…15g
卵…20g
サラダ油…小さじ½
市販の冷やし中華のタレ…⅓袋
酢…小さじ1
ミニトマト…2個

## 作り方

1 キュウリとハムは細切りにする。
2 卵を溶く。フライパンにサラダ油を熱し、薄焼き卵を作る。冷めたら、細切りにする。
3 市販のタレに酢を混ぜる。
4 麺をゆでて冷水で冷やし、水気をよく切って器に盛る。**1**、**2**をのせてミニトマトを飾り、食べるときに**3**をかける。

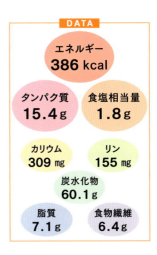

DATA

|  |  |
| --- | --- |
| エネルギー | 386 kcal |
| タンパク質 | 15.4g |
| 食塩相当量 | 1.8g |
| カリウム | 309mg |
| リン | 155mg |
| 炭水化物 | 60.1g |
| 脂質 | 7.1g |
| 食物繊維 | 6.4g |

誰もが納得これぞ「ザ・焼きそば」

## 焼きそば

野菜量 80g

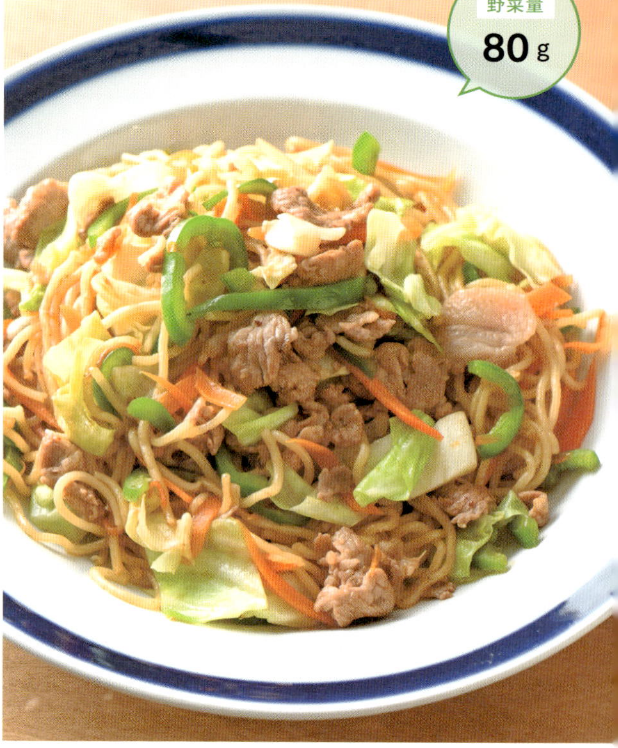

材料（1人分）

焼きそば麺（蒸し中華麺）…150g
豚ロース薄切り肉…60g
キャベツ…40g
ピーマン…20g
ニンジン…20g
ごま油…小さじ1
市販の粉末ソース（焼きそば用）…5g
酢…小さじ1

作り方

1 豚肉とキャベツは3㎝幅に、ピーマンとニンジンは細切りにする。
2 フライパンにごま油を熱し、豚肉を炒める。肉の色が変わったら、野菜を入れて炒める。
3 2に麺と袋の指定量の水を加え、水がなくなるまで麺をほぐすように炒める。
4 麺がほぐれたら粉末ソースを入れてさらに炒め、最後に酢を加えてさっと炒め合わせる。

DATA

| エネルギー | タンパク質 | 食塩相当量 |
|---|---|---|
| 461 kcal | 18.3g | 2.1g |

| カリウム | リン | 炭水化物 | 脂質 | 食物繊維 |
|---|---|---|---|---|
| 483mg | 190mg | 53.9g | 17.4g | 6.5g |

レモンのきいた塩味がクセになる！

## 塩レモン焼きそば

野菜量 75g

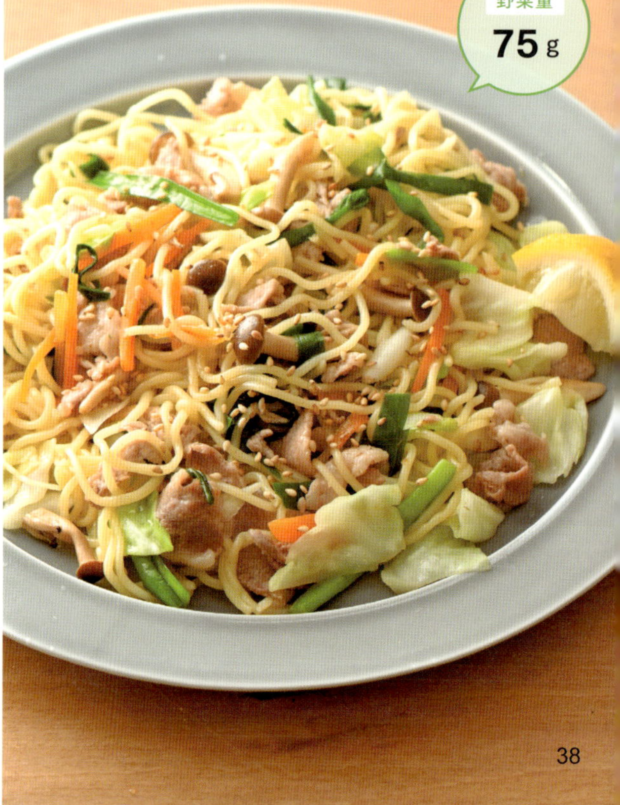

材料（1人分）

焼きそば麺（蒸し中華麺）…150g
豚ロース薄切り肉…60g
キャベツ…40g
ニンジン…15g
ニラ…20g
シメジ…20g
ごま油…小さじ1
市販の粉末ソース（焼きそば用、塩味）…5g
レモン（くし形切り）…1/8個
白いりごま…小さじ1

作り方

1 豚肉とキャベツは3㎝幅、ニンジンは細切り、ニラは5㎝長さに切る。シメジは石づきを取り、手でほぐす。
2 フライパンにごま油を熱し、豚肉を炒める。肉の色が変わったら、ニラ以外の野菜とシメジを入れて炒める。火が通ったら、ニラを加えて軽く炒める。
3 2に麺と袋の指定量の水を加え、水がなくなるまで麺をほぐすように炒める。
4 麺がほぐれたら粉末ソースを加え、さっと炒め合わせる。
5 4を皿に盛ってレモンを搾り、いりごまをふる。

DATA

| エネルギー | タンパク質 | 食塩相当量 |
|---|---|---|
| 475 kcal | 19.1g | 2.1g |

| カリウム | リン | 炭水化物 | 脂質 | 食物繊維 |
|---|---|---|---|---|
| 619mg | 220mg | 53.7g | 18.5g | 7.3g |

パリパリの麺と具沢山のあんが絶妙！

# あげ焼きそば

野菜量 90g

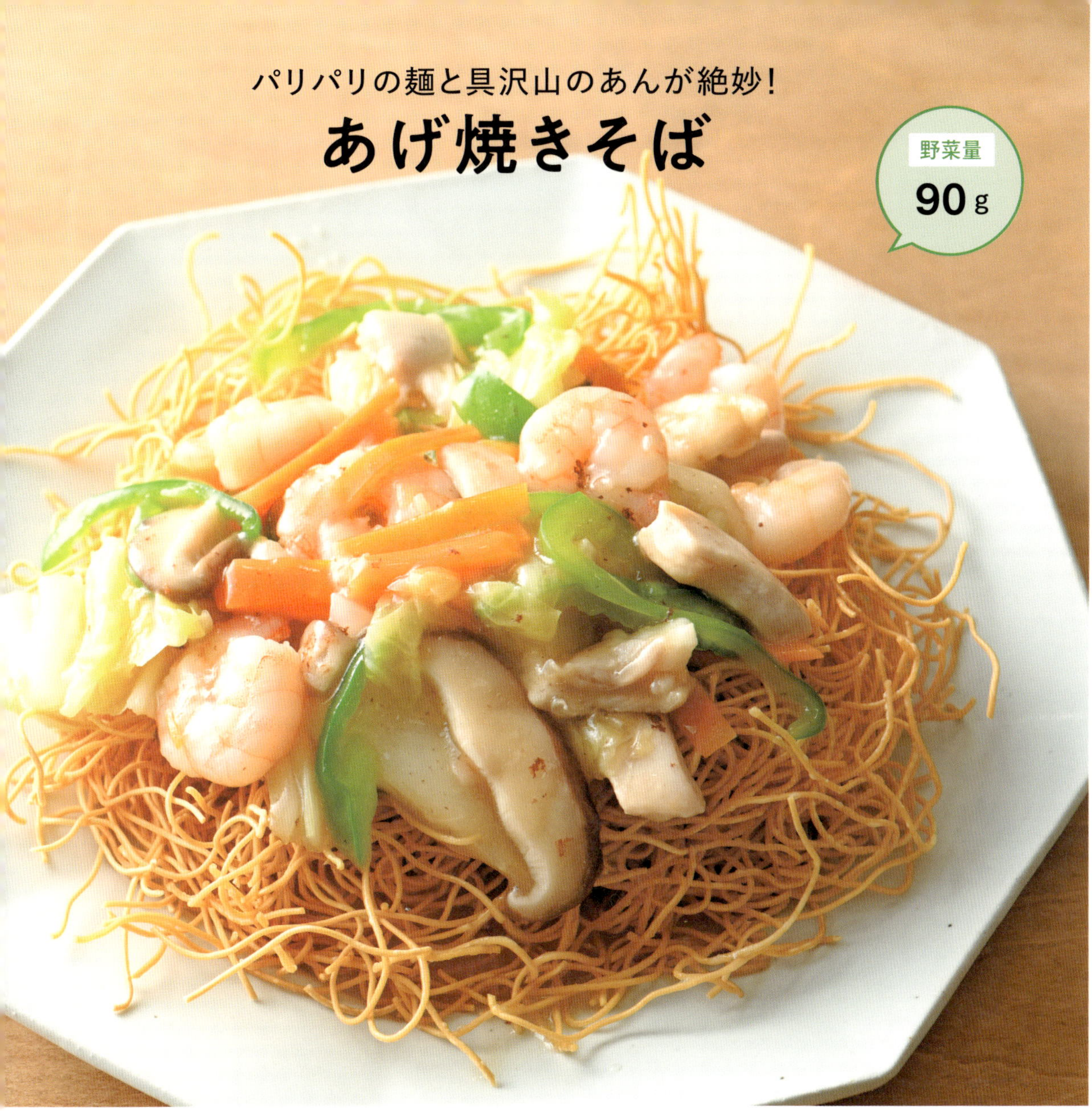

## 材料（1人分）

焼きそば（油であげたもの）…60g
鶏もも肉（皮つき）…40g
むきエビ…30g
ハクサイ…60g
ニンジン…20g
生シイタケ…20g
ピーマン…10g
サラダ油…小さじ1
Ⓐ 酒…大さじ1
　オイスターソース…小さじ1
　顆粒鶏ガラだし…小さじ⅔
　水…100mL
Ⓑ 片栗粉…小さじ1
　水…小さじ2
酢…小さじ1

## 作り方

1 鶏肉は一口大に切る。ハクサイは3cm幅のそぎ切りにし、ニンジン、ピーマンは細切り、シイタケは薄切りにする。
2 フライパンにサラダ油を熱し、鶏肉、エビ、ハクサイ、ニンジン、シイタケを炒める。エビは火が通ったら取り出しておく。
3 2にⒶを加えて、ひと煮立ちさせる。
4 3にピーマンを加えてエビを戻し、ひと煮立ちしたらⒷの水溶き片栗粉を加えてとろみをつける。
5 皿に麺を盛って4をかける。食べるときに酢をかける。

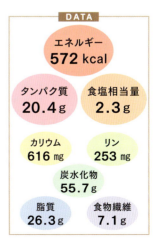

## DATA

- エネルギー 572 kcal
- タンパク質 20.4g
- 食塩相当量 2.3g
- カリウム 616mg
- リン 253mg
- 炭水化物 55.7g
- 脂質 26.3g
- 食物繊維 7.1g

にぎやかな具材が楽しい

# あんかけ焼きそば

野菜量
**90 g**

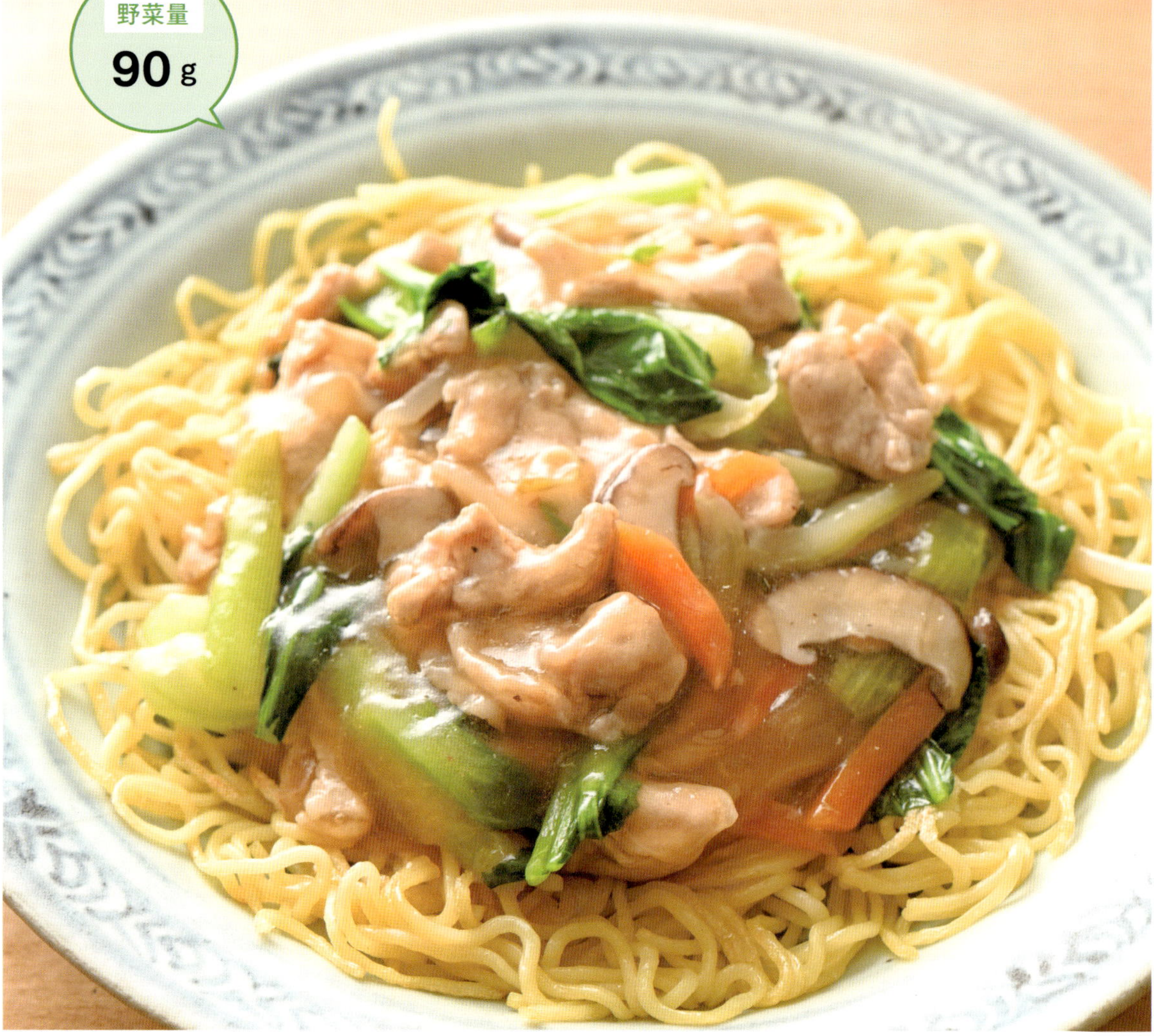

## 材料（1人分）

焼きそば麺（蒸し中華麺）…150 g
サラダ油…小さじ1
豚ロース薄切り肉…60 g
チンゲンサイ…60 g
ニンジン…10 g
生シイタケ…20 g
モヤシ…20 g
ごま油…小さじ1
Ⓐ しょうゆ…小さじ⅔
　 酒…小さじ⅔
　 オイスターソース…小さじ⅔
　 顆粒鶏ガラだし…小さじ½
　 水…100 mL
Ⓑ 片栗粉…小さじ1と½
　 水…小さじ3

## 作り方

1 麺は電子レンジ(600W)で1分加熱し、サラダ油をひいたフライパンに広げて入れ、両面を焼きつけて皿に盛る。

2 豚肉は一口大に切る。チンゲンサイは4cm幅に切り、葉と茎に分けておく。ニンジンは細切り、シイタケは薄くスライスする。

3 フライパンにごま油を熱し、豚肉を炒める。肉の色が変わり始めたら、シイタケ、ニンジン、チンゲンサイの茎を入れて炒める。さらにチンゲンサイの葉とモヤシを入れて炒める。

4 3にⒶを加えて混ぜたらⒷの水溶き片栗粉を加えてとろみをつけ、火を止める。

5 4を1にかける。

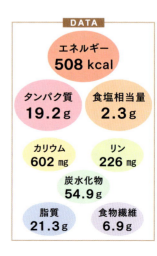

**DATA**

| | |
|---|---|
| エネルギー | 508 kcal |
| タンパク質 | 19.2 g |
| 食塩相当量 | 2.3 g |
| カリウム | 602 mg |
| リン | 226 mg |
| 炭水化物 | 54.9 g |
| 脂質 | 21.3 g |
| 食物繊維 | 6.9 g |

ピリ辛が癖になる

# 麻婆あんかけ焼きそば

野菜量
30 g

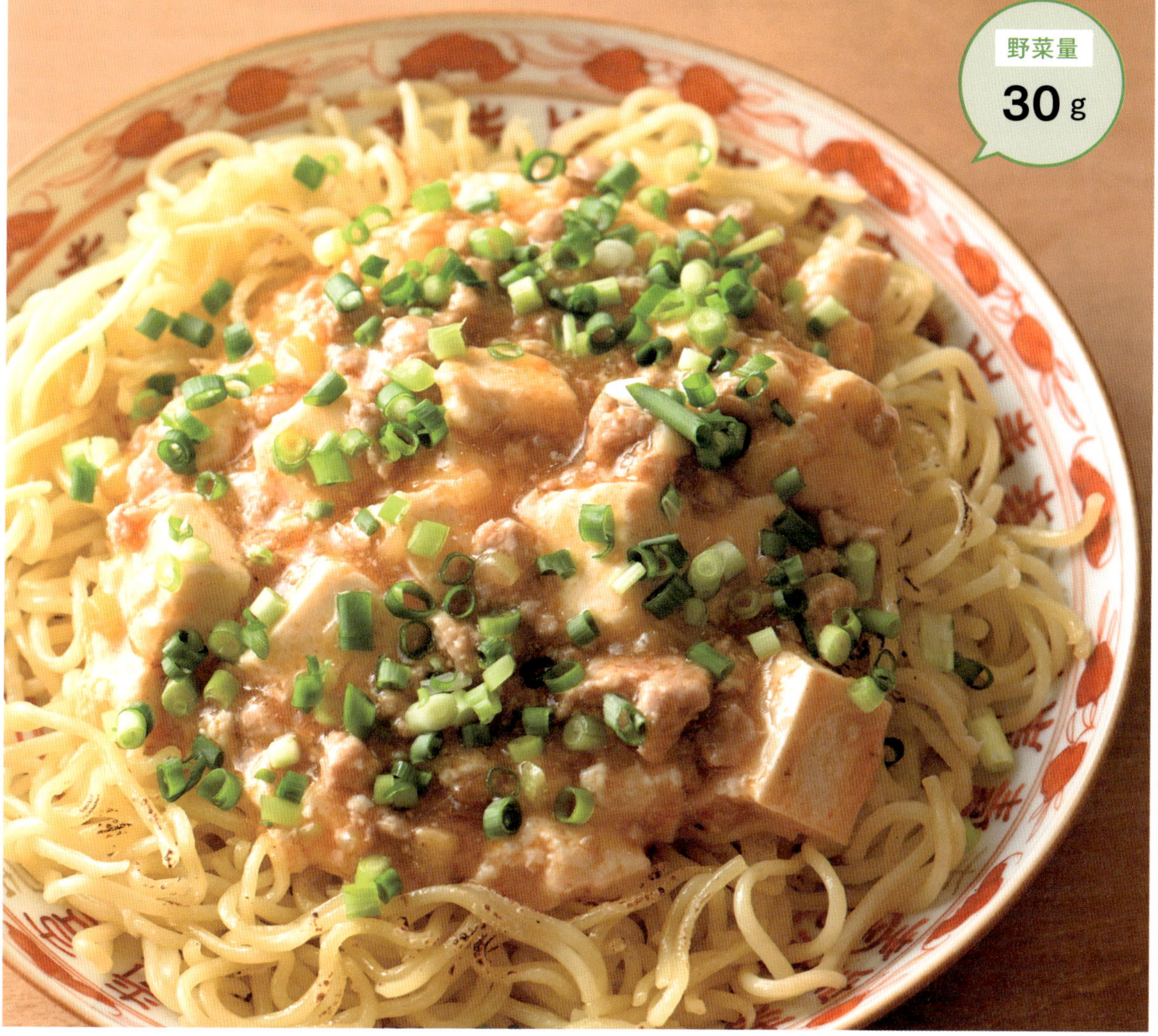

## 材料（1人分）

焼きそば麺（蒸し中華麺）…150 g
木綿豆腐…80 g
豚ひき肉…40 g
青ネギ（小口切り）…10 g
サラダ油…小さじ2

Ⓐ
- 長ネギ（みじん切り）…10 g
- ショウガ（みじん切り）…5 g
- ニンニク（みじん切り）…5 g

Ⓑ
- みそ…小さじ1
- 豆板醤…小さじ½
- 顆粒鶏ガラだし…小さじ⅙
- 水…100 mL

Ⓒ
- 片栗粉…小さじ1
- 水…小さじ2

## 作り方

1. 麺は電子レンジ(600W)で1分加熱し、サラダ油小さじ1をひいたフライパンに広げて入れ、両面を焼きつけて皿に盛る。
2. 豆腐はペーパータオルに包んで水気をとり、1.5㎝角に切る。
3. フライパンに残りのサラダ油を熱し、Ⓐ、ひき肉の順に炒める。
4. ひき肉の色が変わったら、Ⓑ、豆腐の順に加え2～3分煮る。アクが出たらすくい、Ⓒの水溶き片栗粉を加えてとろみをつける。
5. 4を1にかけ、青ネギを散らす。

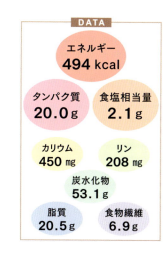

DATA

| | |
|---|---|
| エネルギー | 494 kcal |
| タンパク質 | 20.0 g |
| 食塩相当量 | 2.1 g |
| カリウム | 450 mg |
| リン | 208 mg |
| 炭水化物 | 53.1 g |
| 脂質 | 20.5 g |
| 食物繊維 | 6.9 g |

色とりどりの野菜と魚のやさしいハーモニー

# メカジキの あんかけ焼きそば

野菜量
**100 g**

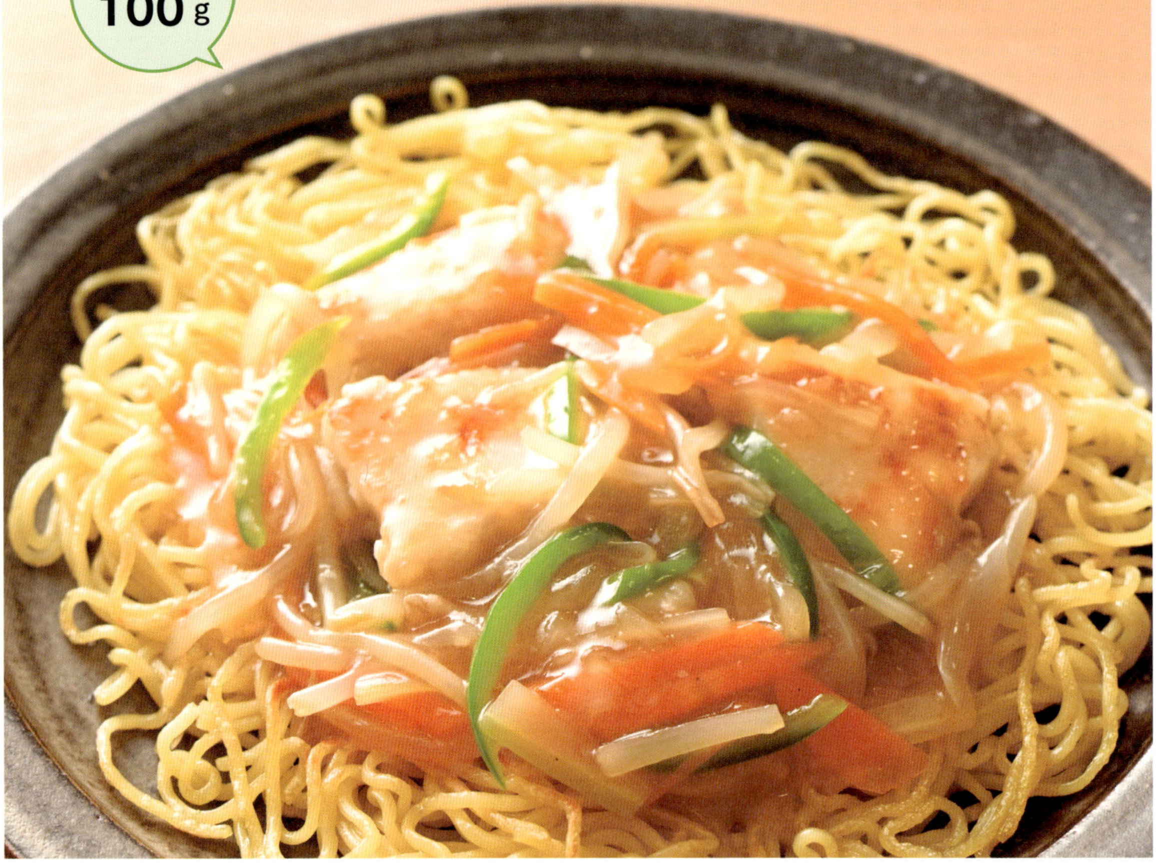

## 材料（1人分）

焼きそば麺（蒸し中華麺）…150 g
メカジキ…70 g
酒…大さじ1
片栗粉…小さじ1
モヤシ…30 g
タマネギ…25 g
セロリ…20 g
ニンジン…15 g
ピーマン…10 g
サラダ油…小さじ2
Ⓐ しょうゆ…小さじ1
　みりん…小さじ1と⅓
　顆粒鶏ガラだし…小さじ⅓
　塩…0.2 g
　水…100 mL
Ⓑ 片栗粉…小さじ1と½
　水…小さじ3
酢…小さじ1

## 作り方

1 麺は電子レンジ(600 W)で1分加熱し、サラダ油小さじ1をひいたフライパンに広げて入れ、両面を焼きつけて皿に盛る。
2 メカジキは4等分に切り、酒をふる。タマネギは薄切り、セロリ、ニンジン、ピーマンは細切りにする。
3 メカジキの水気を拭き、片栗粉をつける。フライパンに残りのサラダ油を熱し、メカジキの両面に焼き色をつけて取り出す。
4 3のフライパンに野菜を入れてよく炒めたらⒶを加え、メカジキを戻して2～3分ほど煮る。
5 Ⓑの水溶き片栗粉を加えてとろみをつけ、火を止める。
6 5を1にかけ、食べるときに酢をかける。

**DATA**

| | |
|---|---|
| エネルギー | 502 kcal |
| タンパク質 | 19.0 g |
| 食塩相当量 | 2.2 g |
| カリウム | 665 mg |
| リン | 288 mg |
| 炭水化物 | 64.7 g |
| 脂質 | 14.7 g |
| 食物繊維 | 6.3 g |

ヘルシーで食感も楽しい

# 焼きビーフン

野菜量
65g

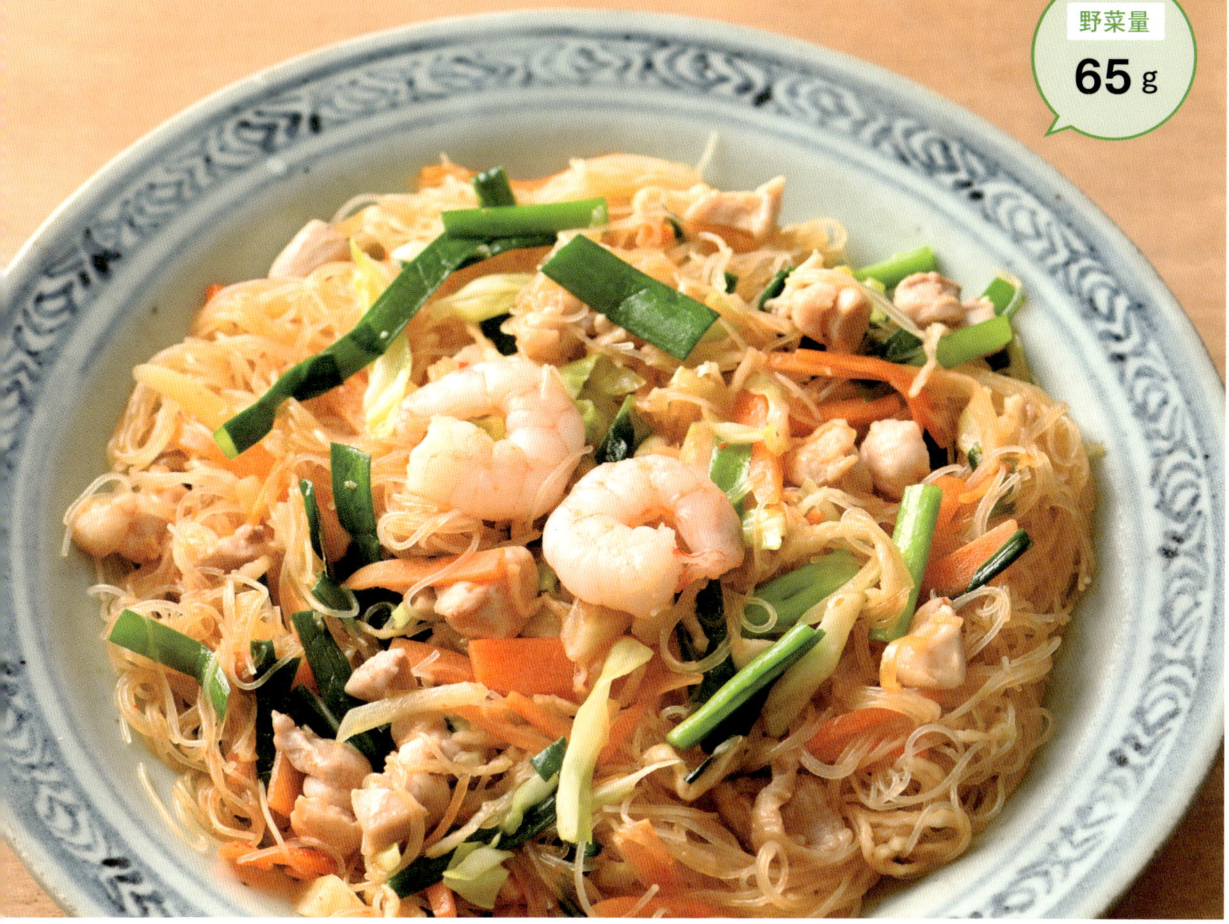

材料（1人分）

ビーフン（乾）…50g
鶏もも肉（皮つき）…50g
むきエビ…20g
キャベツ…25g
ニンジン…20g
ニラ…15g
切り干しダイコン（乾）…5g
サラダ油…小さじ1
水…80mL
Ⓐ［ 酒…大さじ1
　　オイスターソース…小さじ2
　　しょうゆ…小さじ½
豆板醤…小さじ¼

作り方

1 ビーフンは商品記載の通りに戻す。
2 鶏肉は小さめの一口大に切る。キャベツは太めのせん切り、ニンジンは短冊切り、ニラは3cm長さに切る。切り干しダイコンは洗って水気を絞り、5cm長さに切る。
3 フライパンにサラダ油を熱し、鶏肉、エビを炒めたらエビだけを取り出す。
4 3にニンジン、キャベツを入れて炒め、水、切り干しダイコンを加えてひと煮立ちさせる。
5 4にⒶとビーフンを加えて炒め、汁気が少なくなったらニラと3のエビを加える。強火で汁気を飛ばしながら炒め、最後に豆板醤を入れる。ひと混ぜして火を止める。

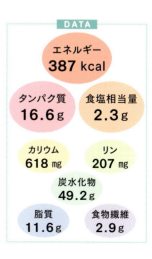

DATA

エネルギー 387 kcal
タンパク質 16.6g
食塩相当量 2.3g
カリウム 618mg
リン 207mg
炭水化物 49.2g
脂質 11.6g
食物繊維 2.9g

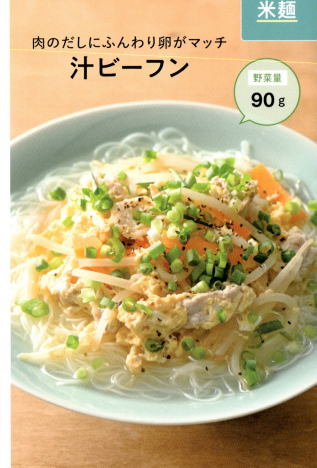

肉のだしにふんわり卵がマッチ

## 汁ビーフン

野菜量
**90g**

### 材料（1人分）

ビーフン（乾）…50g
豚肩ロース薄切り肉…40g
卵…1個
ニンジン…20g
モヤシ…60g
Ⓐ［酒…大さじ1
　顆粒鶏ガラだし
　　…小さじ⅔
　水…300mL
塩…1g
ごま油…小さじ1
黒こしょう（粗びき）…少々
青ネギ（小口切り）…10g

### 作り方

1 ビーフンは商品記載の通りに戻す。
2 豚肉は細切り、ニンジンは短冊切りにする。
3 鍋にⒶを入れ、中火にかける。煮立ったら豚肉、ニンジン、モヤシを入れる。アクが出たら取る。
4 3に塩とビーフンを加え、温まったらビーフンを取り出し、器に盛る。
5 4の鍋に溶いた卵を流し入れて火を止め、ごま油を回しかける。
6 5をビーフンにかけ、青ネギを散らして黒こしょうをふる。

DATA

| エネルギー | タンパク質 | 食塩相当量 |
|---|---|---|
| 582 kcal | 11.9g | 2.2g |

| カリウム | リン | 炭水化物 | 脂質 | 食物繊維 |
|---|---|---|---|---|
| 273mg | 166mg | 46.0g | 37.1g | 2.0g |

おうちで本格アジアン！

## フォー

野菜量
**25g**

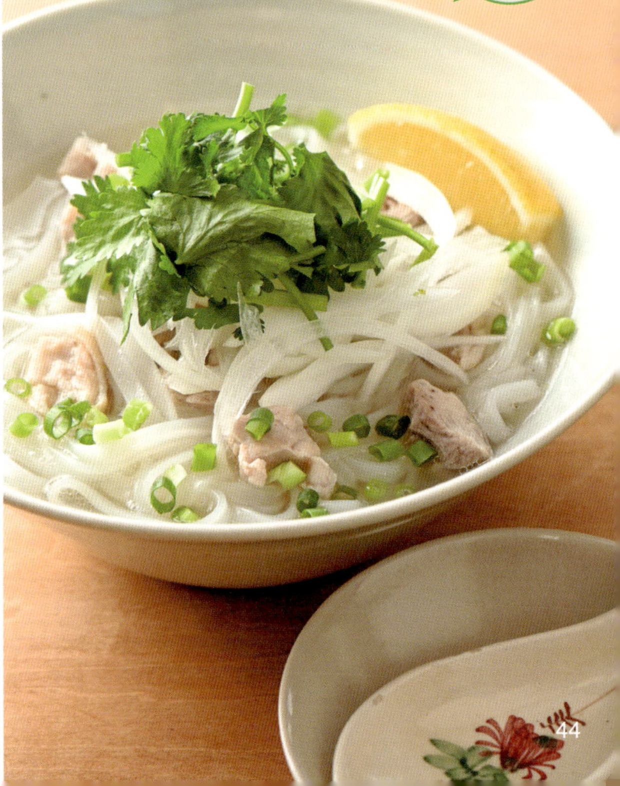

### 材料（1人分）

フォー（乾／粉末スープ
　つきのもの）…100g
鶏もも肉（皮つき）…60g
タマネギ…15g
ニンニク（みじん切り）…2g
酒…大さじ1
水…200mL
Ⓐ［粉末スープ…½袋
　ナンプラー…小さじ½
レモン（くし形切り）…⅛個
パクチー…5g
青ネギ（小口切り）…3g

### 作り方

1 鶏肉は一口大に切る。タマネギは薄くスライスして水にさらす。パクチーは食べやすい大きさに切る。
2 鍋に水と酒を入れ、中火にかける。煮立ったらⒶ、鶏肉、ニンニクを入れ、火が通るまで2分ほど煮る。
3 フォーを商品記載通りにゆでて器に盛る。2をかけ、水気を切ったタマネギ、レモン、パクチー、青ネギをのせる。

DATA

| エネルギー | タンパク質 | 食塩相当量 |
|---|---|---|
| 462 kcal | 14.4g | 2.7g |

| カリウム | リン | 炭水化物 | 脂質 | 食物繊維 |
|---|---|---|---|---|
| 300mg | 173mg | 76.7g | 9.1g | 1.5g |

栄養価には市販の粉末のカリウム、リン、食物繊維は入っていません。

瑞々しい生トマトが味の決め手!

# フレッシュトマトのナポリタン

野菜量
**142.5g**

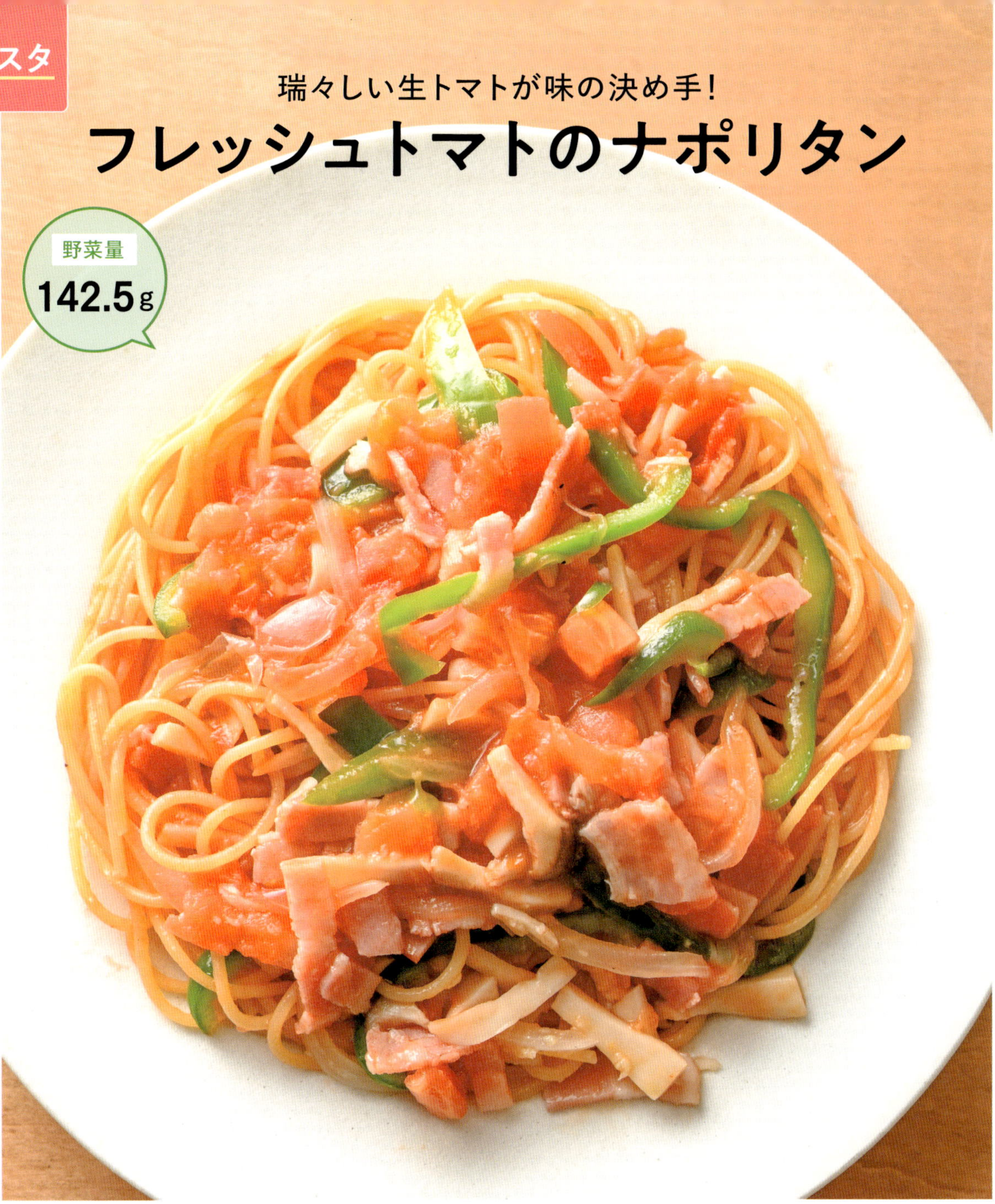

## 材料（1人分）

スパゲッティ(乾)…80g
トマト…100g
エリンギ…20g
タマネギ…20g
ピーマン…20g
ニンニク(すりおろす)…2.5g
ベーコン…25g
オリーブオイル…小さじ2
Ⓐ トマトケチャップ…大さじ1と½
塩…0.3g
こしょう…少々

## 作り方

1 トマトは1cmの角切り、エリンギは短冊切り、タマネギは薄くスライスする。ピーマンは8mm幅、ベーコンは1cm幅に切る。
2 フライパンにオリーブオイルを熱してニンニクを炒める。香りが立ったら1を入れて炒める。
3 2に火が通ったら、ゆでたスパゲッティとⒶを加えて全体を混ぜ合わせる。

DATA

| | |
|---|---|
| エネルギー | 454 kcal |
| タンパク質 | 15.1g |
| 食塩相当量 | 1.7g |
| カリウム | 547mg |
| リン | 236mg |
| 炭水化物 | 65.8g |
| 脂質 | 12.0g |
| 食物繊維 | 8.5g |

ジューシーなトマトとナスの組み合わせがたまらない

# ナスとフレッシュトマトのパスタ

野菜量 175g

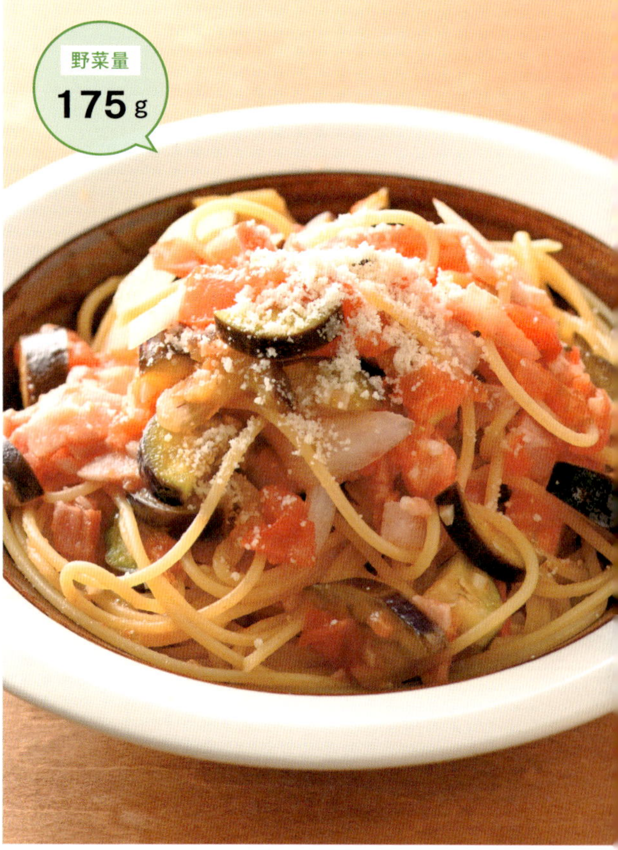

**材料**（1人分）

スパゲッティ（乾）…80g
トマト…100g
ナス…50g
タマネギ…20g
ベーコン…25g
ニンニク（みじん切り）
…5g
オリーブオイル…小さじ1
顆粒ブイヨン…小さじ⅘
塩…0.2g
粉チーズ…小さじ½

**作り方**

1 トマトは1cm角に切り、ナスは1cm厚さのいちょう切り、タマネギは薄くスライスする。ベーコンは1cm幅に切る。
2 フライパンにオリーブオイルを熱してニンニクを炒める。香りが立ったら1を加え、顆粒ブイヨン、塩を加えて野菜に火が通るまで炒める。
3 スパゲッティをゆでて器に盛り、2をのせて粉チーズをかける。

DATA

| エネルギー | タンパク質 | 食塩相当量 |
|---|---|---|
| 402 kcal | 15.4g | 1.9g |

| カリウム | リン | 炭水化物 | 脂質 | 食物繊維 |
|---|---|---|---|---|
| 467mg | 233mg | 60.9g | 8.3g | 8.1g |

さわやかな大葉がアクセント

# チーズとフレッシュトマトの冷製パスタ

野菜量 84g

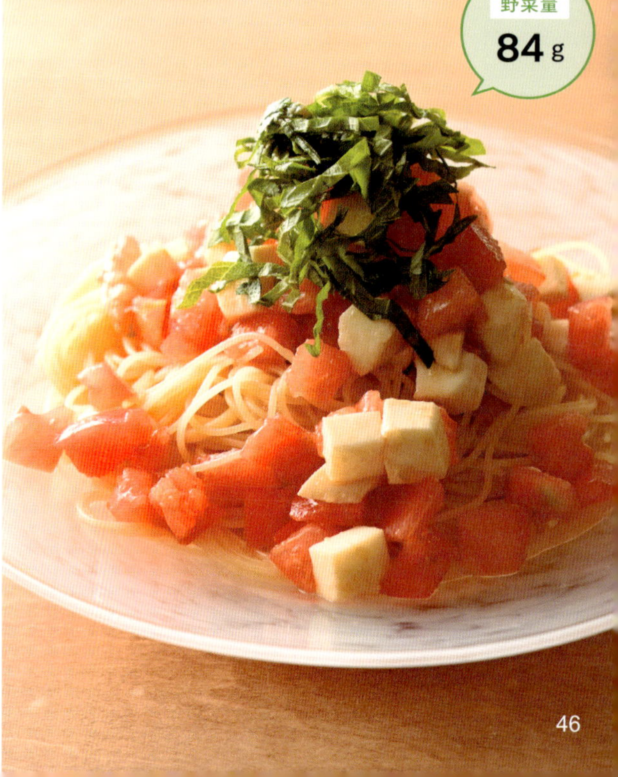

**材料**（1人分）

スパゲッティ
（乾／細めのもの）…80g
Ⓐ トマト…80g
モッツァレラチーズ
…25g
ニンニク（すりおろす）
…2g
ポン酢しょうゆ
…大さじ1と½
オリーブオイル…小さじ2
大葉…2枚

**作り方**

1 トマト、モッツァレラチーズは1～2cm角に切り、大葉は縦半分にしてせん切りにする。
2 Ⓐをボウルに入れて混ぜ合わせる。
3 スパゲッティをゆで、冷水で冷やし、水気をよく切って器に盛り、2をかけて大葉をのせる。

DATA

| エネルギー | タンパク質 | 食塩相当量 |
|---|---|---|
| 441 kcal | 15.4g | 1.8g |

| カリウム | リン | 炭水化物 | 脂質 | 食物繊維 |
|---|---|---|---|---|
| 259mg | 199mg | 58.0g | 14.2g | 6.5g |

トマトとひき肉の旨味が、ギュッと凝縮

# フレッシュトマトのミートソース

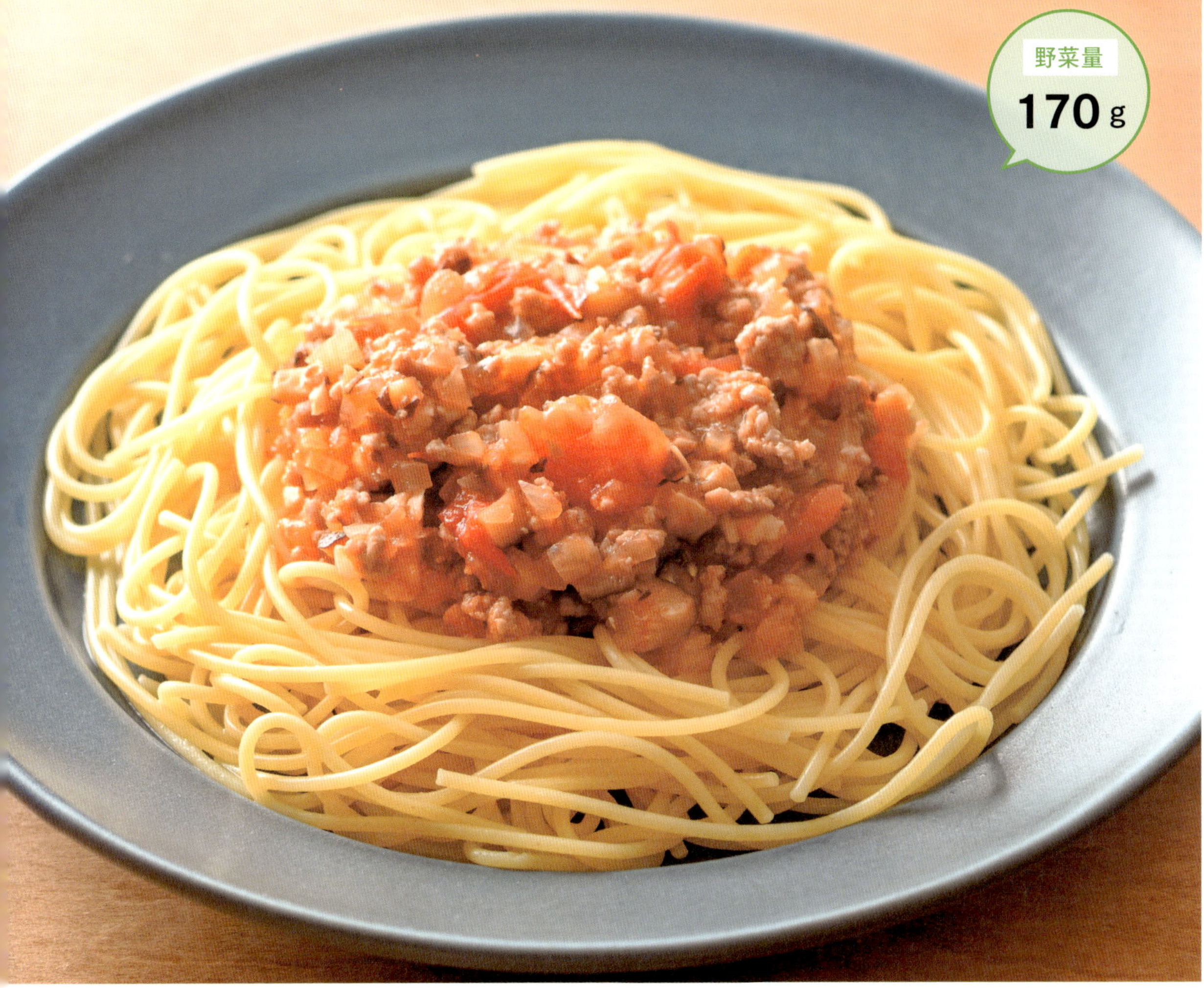

野菜量
**170 g**

## 材料（1人分）

スパゲッティ（乾）…80 g
豚ひき肉…70 g
トマト…100 g
タマネギ…40 g
セロリ…30 g
干しシイタケ（水50 mLで戻す）
…5 g
Ⓐ トマトケチャップ…大さじ1
ウスターソース…大さじ⅕
みそ…大さじ⅕
砂糖…小さじ½
酢…大さじ1
塩…0.4 g
こしょう…少々
サラダ油…小さじ1

## 作り方

1 トマトは2㎝角に切り、タマネギ、セロリ、干しシイタケは、粗めのみじん切りにする。干しシイタケの戻し汁は、取っておく。
2 フライパンにサラダ油を熱してひき肉を炒める。肉の色が変わったら、タマネギ、セロリ、干しシイタケを入れ、塩とこしょうをふってさらに炒める。
3 2に、トマトと干しシイタケの戻し汁、Ⓐを加え、水分がなくなるまで7～8分煮込む。
4 スパゲッティをゆでて器に盛り、3をかける。

**DATA**

エネルギー 544 kcal
タンパク質 22.9 g
食塩相当量 1.8 g
カリウム 823 mg
リン 259 mg
炭水化物 67.8 g
脂質 16.9 g
食物繊維 10.3 g

隠し味はバターのコクと黒こしょう

## ミネストローネのスープパスタ

野菜量 182g

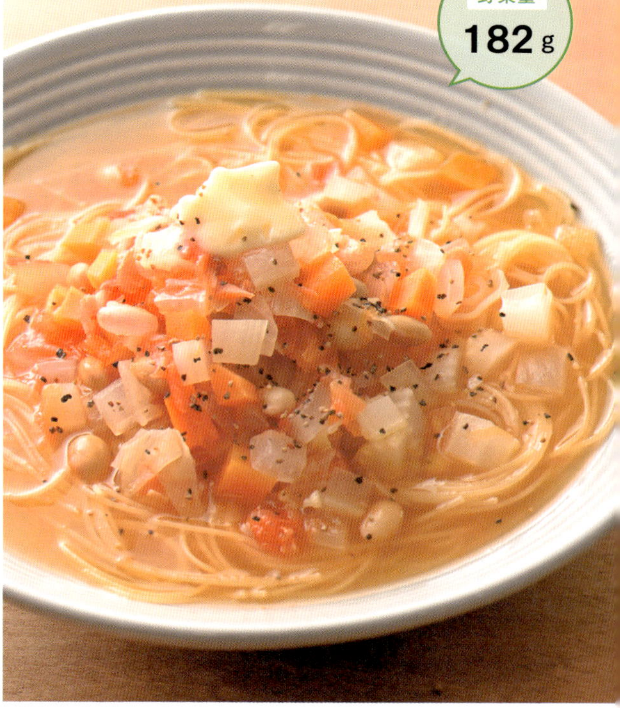

**材料**（1人分）

スパゲッティ（乾／細めのもの）…80g
ベーコン…10g
Ⓐ ニンジン…20g
　キャベツ…20g
　タマネギ…20g
　セロリ…20g
　トマト…100g
Ⓑ 顆粒ブイヨン…小さじ⅔
　水…250mL
ニンニク（半分に切る）…2g
ダイズ水煮缶…40g
塩…1g
バター（有塩）…5g
黒こしょう（粗びき）…少々

**作り方**

1 ベーコンとⒶを1cm角に切る。
2 深めのフライパンにベーコンを入れて中火にかける。脂が出たらⒶを加え、野菜が透き通り、トマトの水分がなくなるまで炒める。
3 2にⒷとニンニクを加え、ふたをして中火で2〜3分煮る。さらに、塩とダイズを加えて1〜2分煮る。
4 スパゲッティを指定より1分短くゆでて器に盛る。3をかけてバターをのせ、黒こしょうをふる。

DATA

| エネルギー | タンパク質 | 食塩相当量 | カリウム | リン | 炭水化物 | 脂質 | 食物繊維 |
|---|---|---|---|---|---|---|---|
| 419kcal | 17.4g | 2.4g | 582mg | 248mg | 60.7g | 8.8g | 10.7g |

クルミのアクセントが光る

## ひじきとシュンギクの冷製パスタ

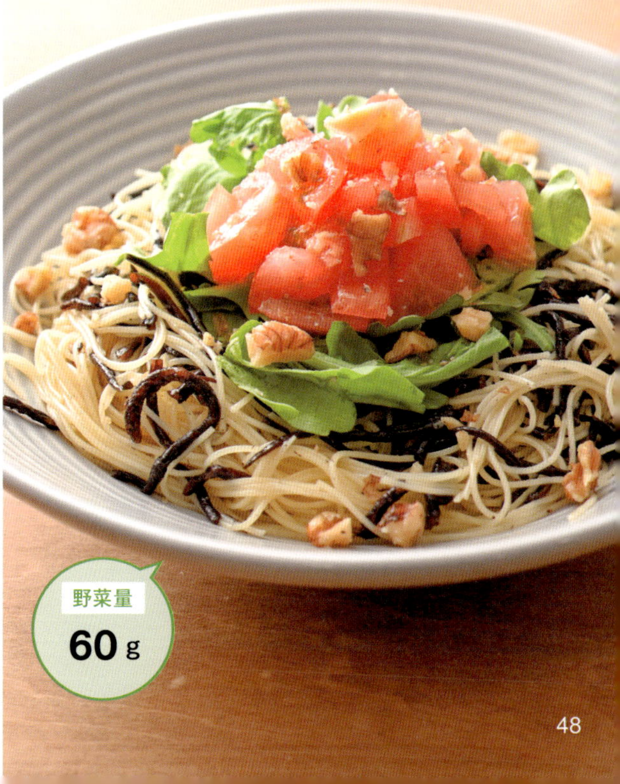

野菜量 60g

**材料**（1人分）

スパゲッティ（乾／細めのもの）…80g
長ひじき（乾）…3g
シュンギク（葉）…10g
トマト…50g
クルミ（素焼き）…5g
塩…1.2g
オリーブオイル…大さじ1

**作り方**

1 ひじきは水で戻して熱湯をかける。シュンギクは手でちぎり、トマトは1cm角に切る。クルミは砕いておく。
2 スパゲッティをゆでて、冷水で冷やし、水気をよく切る。
3 ボウルにひじきを入れてオリーブオイルを混ぜ、2を加え、塩をふってよく混ぜる。
4 3を器に盛り、シュンギクとトマトをのせてクルミを散らす。

DATA

| エネルギー | タンパク質 | 食塩相当量 | カリウム | リン | 炭水化物 | 脂質 | 食物繊維 |
|---|---|---|---|---|---|---|---|
| 430kcal | 10.9g | 1.4g | 396mg | 130mg | 53.6g | 16.8g | 8.1g |

和の香りとピリ辛しょうゆのコラボ

# ツナとシソの和風パスタ

野菜量
4.5 g

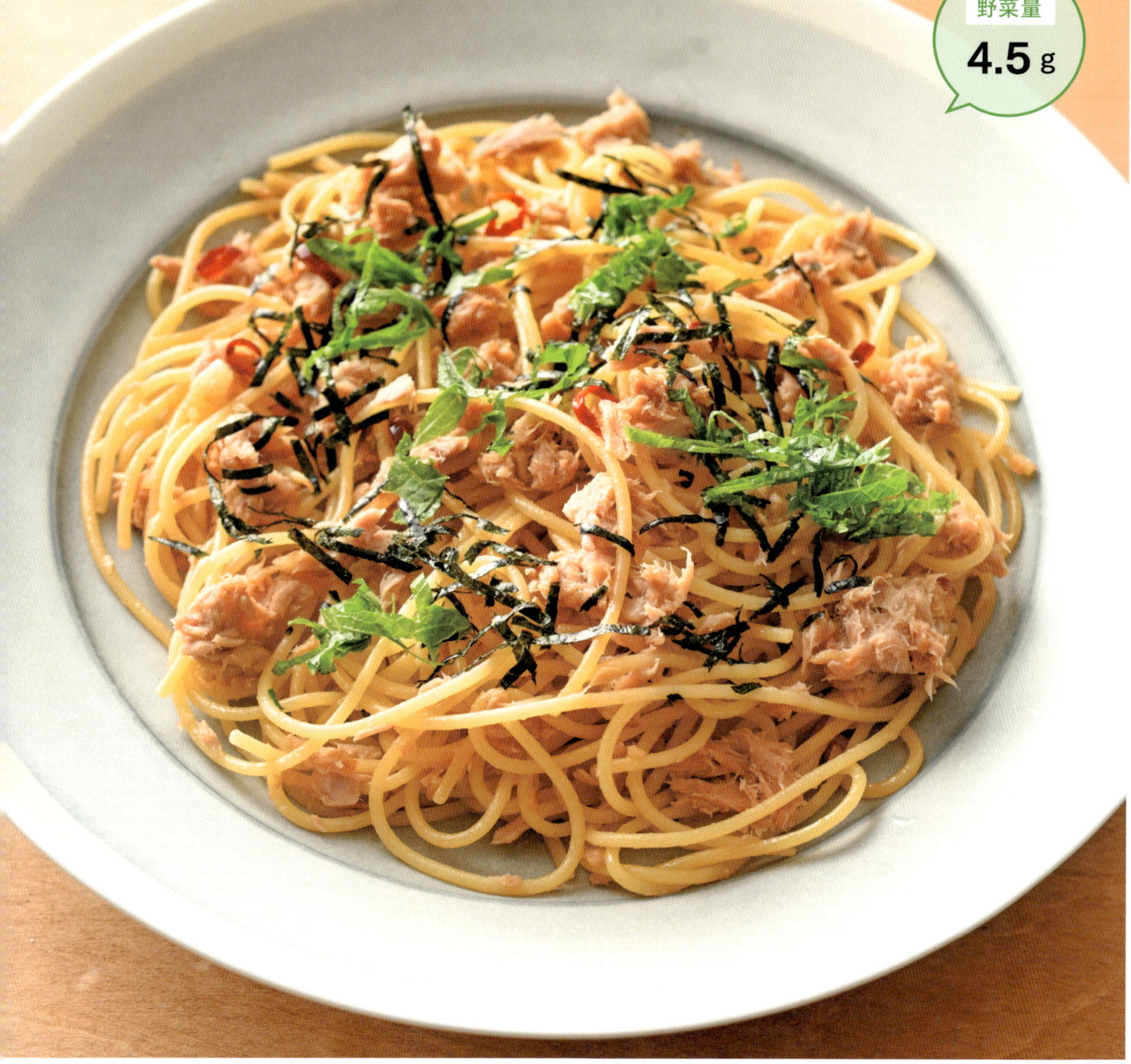

**材料**（1人分）

スパゲッティ（乾）…80 g
ツナ油漬け缶…汁も含めて35 g
ニンニク（みじん切り）…2.5 g
赤トウガラシ（乾／輪切り）
…0.2 g
オリーブオイル…小さじ1
Ⓐ しょうゆ…小さじ1
　 塩…0.3 g
大葉…2枚
刻みのり…0.5 g

**作り方**

1 大葉はせん切りに、ツナは油を切っておく。
2 フライパンにオリーブオイルを熱してニンニクと赤トウガラシを炒める。香りが立ったらツナを入れて、さらに炒める。
3 スパゲッティをゆでて2に加え、Ⓐを入れて混ぜ合わせる。
4 3を器に盛り、大葉と刻みのりを散らす。

**DATA**

| | |
|---|---|
| エネルギー | 409 kcal |
| タンパク質 | 15.3 g |
| 食塩相当量 | 1.5 g |
| カリウム | 170 mg |
| リン | 170 mg |
| 炭水化物 | 54.0 g |
| 脂質 | 12.7 g |
| 食物繊維 | 6.0 g |

ニンニク味のアサリが絶品

## 和風ボンゴレ

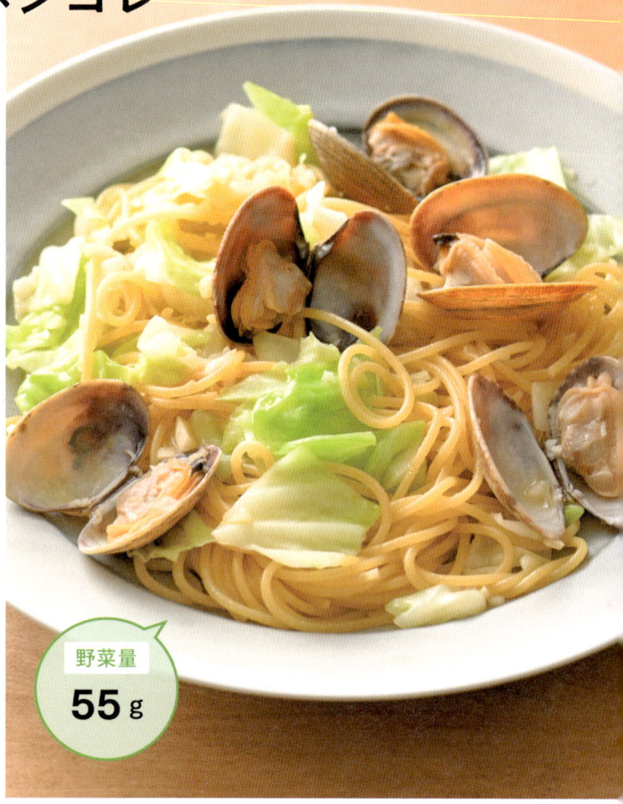

野菜量 55g

**材料**（1人分）

スパゲッティ（乾）…80g
アサリ（殻つき）…100g
キャベツ…50g
ニンニク（みじん切り）…5g
オリーブオイル…小さじ2
白ワイン…25mL
しょうゆ…小さじ½

**作り方**

1 アサリは砂抜きをする。キャベツは3cm幅に切る。
2 フライパンにオリーブオイルを熱してニンニクを炒める。香りが立ったらアサリと白ワインを入れ、ふたをして蒸す。アサリの殻が開いたら、キャベツを加える。
3 スパゲッティをゆでて2に入れ、しょうゆをからめる。

DATA

| エネルギー | タンパク質 | 食塩相当量 |
|---|---|---|
| 390 kcal | 12.2g | 1.3g |

| カリウム | リン | 炭水化物 | 脂質 | 食物繊維 |
|---|---|---|---|---|
| 233 mg | 159 mg | 56.0g | 9.3g | 6.6g |

エリンギとシメジの旨味が溶け込む

## バターしょうゆパスタ

野菜量 1g

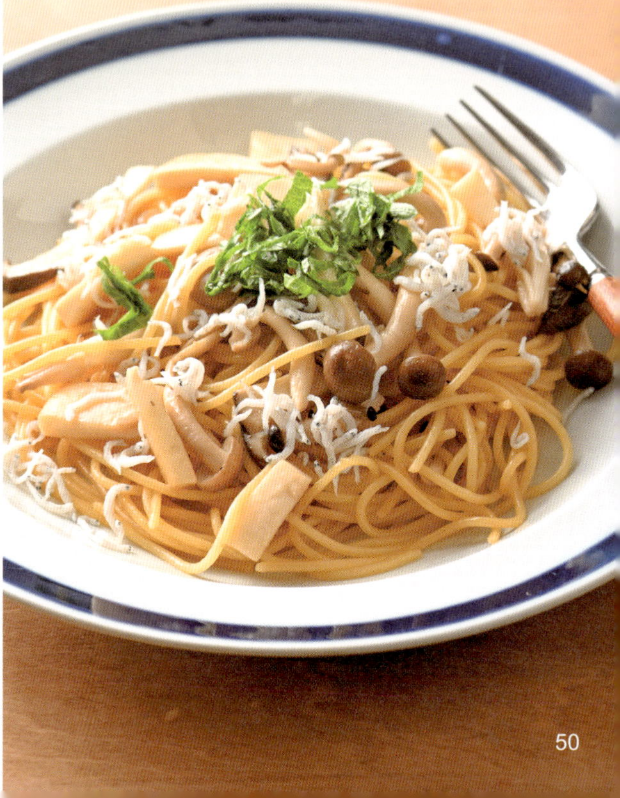

**材料**（1人分）

スパゲッティ（乾）…80g
エリンギ…30g
シメジ…30g
バター（有塩）…10g
Ⓐ しょうゆ…小さじ1と½
　 顆粒和風だし…小さじ⅓
しらす干し…5g
大葉…1枚

**作り方**

1 エリンギは5cm長さの短冊切り、大葉はせん切りにする。シメジは石づきを取り、小房に分ける。
2 フライパンにバターを熱し、エリンギとシメジを炒める。
3 スパゲッティをゆでて2にからめたら、Ⓐを入れて混ぜ合わせる。
4 3を器に盛り、しらす干しを散らし、大葉をのせる。

DATA

| エネルギー | タンパク質 | 食塩相当量 |
|---|---|---|
| 376 kcal | 13.1g | 2.2g |

| カリウム | リン | 炭水化物 | 脂質 | 食物繊維 |
|---|---|---|---|---|
| 307 mg | 213 mg | 55.4g | 8.9g | 7.4g |

なめらかでコクのあるリッチな味わい

# カルボナーラ

野菜量 30 g

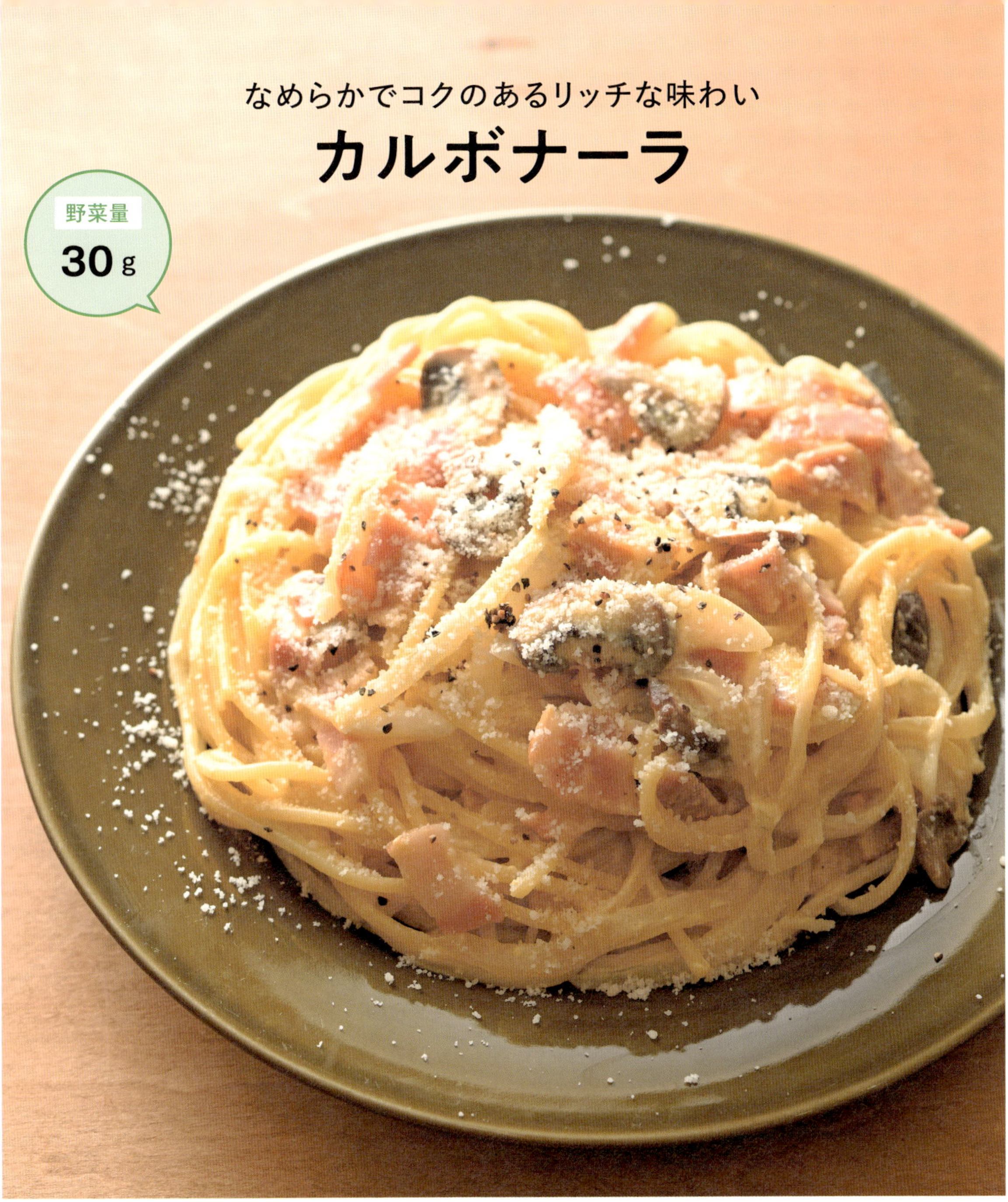

**材料**（1人分）

スパゲッティ（乾）…80 g
ベーコン…40 g
タマネギ…30 g
マッシュルーム…15 g
バター（有塩）…10 g
Ⓐ［牛乳…80 mL
　　卵黄…卵1個分
　　塩…0.6 g
粉チーズ…小さじ1
黒こしょう（粗びき）…少々

**作り方**

1 ベーコンは1 cm幅に切り、タマネギとマッシュルームは薄くスライスする。
2 フライパンにバターを熱し、1を入れて炒める。
3 スパゲッティをゆでて2に入れ、Ⓐを加えてからめる。
4 3を器に盛り、粉チーズをかけて黒こしょうをふる。

**DATA**

| | |
|---|---|
| エネルギー | 550 kcal |
| タンパク質 | 22.6 g |
| 食塩相当量 | 1.9 g |
| カリウム | 368 mg |
| リン | 438 mg |
| 炭水化物 | 60.9 g |
| 脂質 | 21.9 g |
| 食物繊維 | 6.2 g |

味の決め手は野菜の甘み

## ホウレンソウのクリームパスタ

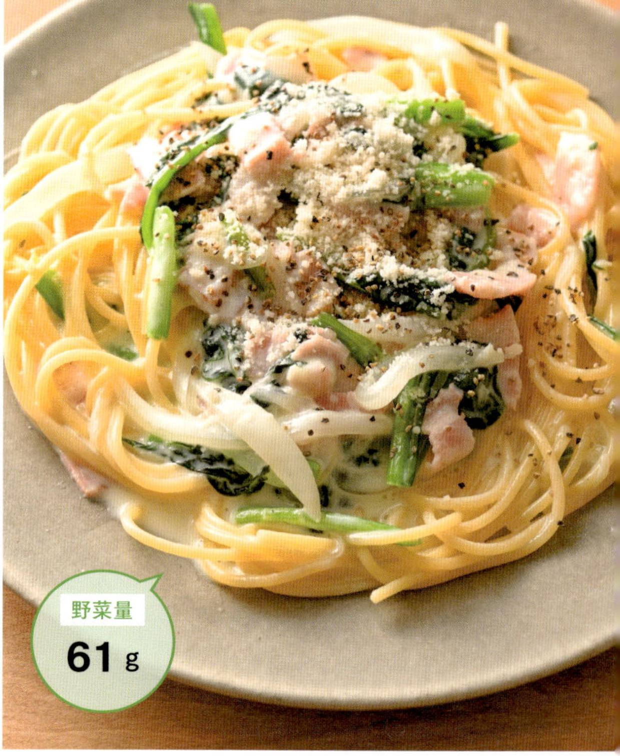

野菜量
61 g

**材料**（1人分）

- スパゲッティ(乾)…80 g
- ホウレンソウ…30 g
- ベーコン…30 g
- タマネギ…30 g
- ニンニク(すりおろす)…1 g
- バター(有塩)…5 g
- 小麦粉…小さじ1
- Ⓐ 牛乳…100 mL
  - 顆粒ブイヨン…小さじ½
  - 塩…0.3 g
  - こしょう…少々
- 粉チーズ…小さじ1
- 黒こしょう(粗びき)…少々

**作り方**

1. ホウレンソウは3㎝長さ、ベーコンは1㎝幅に切り、タマネギは薄くスライスする。
2. フライパンにバターを熱してニンニクを炒める。香りが立ったら1を入れて炒める。全体に火が通ったら、小麦粉を加えてさらに炒める。
3. 2にⒶを入れ、とろみがついたらゆでたスパゲッティを加えてからめる。
4. 3を器に盛り、粉チーズをかけて黒こしょうをふる。

DATA

| エネルギー | タンパク質 | 食塩相当量 |
|---|---|---|
| 461 kcal | 19.5 g | 1.9 g |

| カリウム | リン | 炭水化物 | 脂質 | 食物繊維 |
|---|---|---|---|---|
| 519 mg | 324 mg | 62.8 g | 12.4 g | 6.8 g |

バターしょうゆの香りが広がる

## 切り昆布とキノコのパスタ

野菜量
4 g

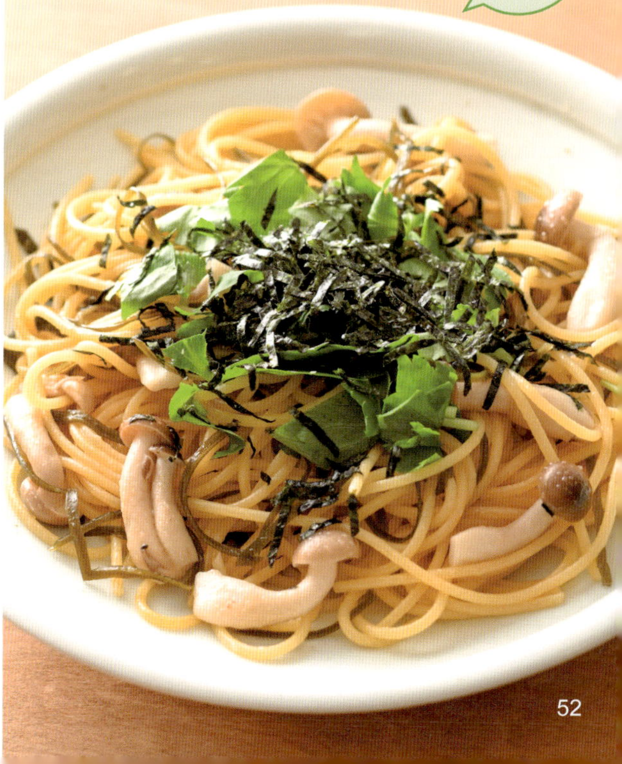

**材料**（1人分）

- スパゲッティ(乾)…80 g
- Ⓐ シメジ…40 g
  - 切り昆布(乾)…3 g
- オリーブオイル…小さじ1
- しょうゆ…小さじ1
- バター(有塩)…10 g
- ミツバ(2㎝長さに切る)…4 g
- 刻みのり…1 g

**作り方**

1. シメジは石づきを取り、小房に分ける。
2. 鍋に湯をわかし、スパゲッティをゆでる。ゆであがりの1分前に、Ⓐを加える。
3. 温めたフライパンにオリーブオイルと湯を切った2を入れて混ぜ、中火にしてフライパンのふちからしょうゆを回し入れてからめる。さらにバターを加え、バターが溶けたら火を止める。
4. 3を器に盛り、ミツバと刻みのりをのせる。

DATA

| エネルギー | タンパク質 | 食塩相当量 |
|---|---|---|
| 398 kcal | 11.1 g | 1.4 g |

| カリウム | リン | 炭水化物 | 脂質 | 食物繊維 |
|---|---|---|---|---|
| 489 mg | 163 mg | 53.8 g | 12.8 g | 8.2 g |

箸が止まらなくなる、旨味たっぷりのピリ辛味

# 和風ペペロンチーノ

野菜量
55g

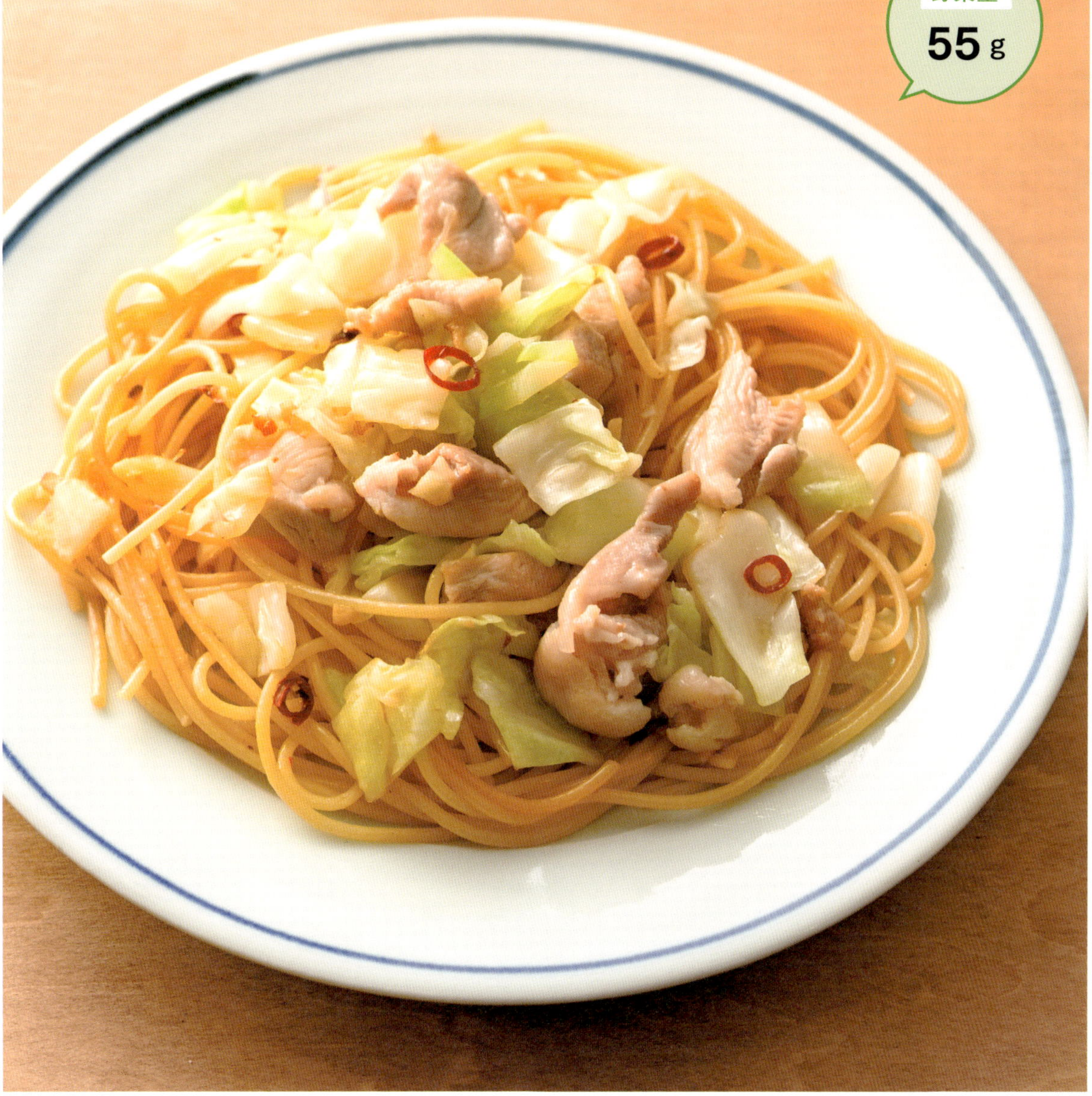

## 材料（1人分）

スパゲッティ（乾）…80g
鶏もも肉（皮つき）…60g
キャベツ…50g
ニンニク（みじん切り）…5g
赤トウガラシ（乾／小口切り）
…0.2g
オリーブオイル…小さじ2
Ⓐ［しょうゆ…小さじ1
　顆粒和風だし…小さじ⅙
　塩…0.3g

## 作り方

1 鶏肉は小さめのそぎ切りにする。キャベツは2㎝角に切る。
2 フライパンにオリーブオイルを熱してニンニクと赤トウガラシを炒める。香りが立ったら鶏肉を入れて炒め、肉の色が変わったらキャベツを加えてさらに炒める。
3 スパゲッティをゆでて、2にⒶとともに加えて混ぜ、器に盛る。

DATA

エネルギー 478 kcal
タンパク質 20.9g
食塩相当量 1.5g
カリウム 351mg
リン 230mg
炭水化物 55.0g
脂質 17.3g
食物繊維 6.6g

香り高くてピリッと刺激的

# 鶏肉とアスパラのユズこしょうパスタ

野菜量
**57.5 g**

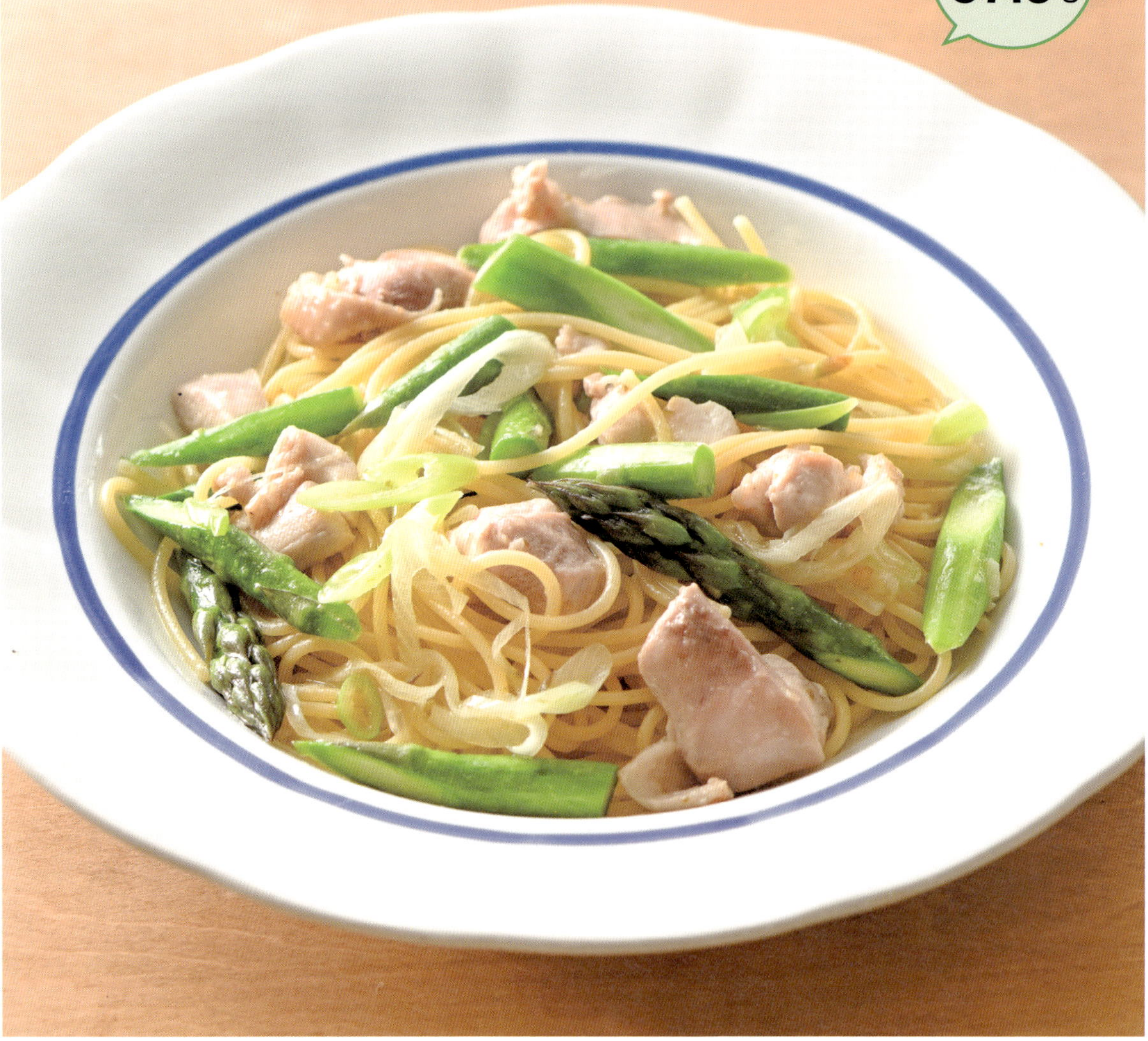

### 材料（1人分）

スパゲッティ（乾）…80 g
鶏もも肉（皮つき）…60 g
グリーンアスパラガス…35 g
長ネギ…20 g
ニンニク（みじん切り）…2.5 g
オリーブオイル…小さじ1
スパゲッティのゆで汁…大さじ1
Ⓐ ユズこしょう…小さじ⅓
　 塩…0.6 g

### 作り方

1. 鶏肉は、小さめのそぎ切りにする。アスパラガスは斜め切り、長ネギは斜め薄切りにする。
2. フライパンにオリーブオイルを熱してニンニクを炒める。香りが立ったら、鶏肉を入れ、色が変わったらアスパラガスと長ネギを加える。
3. 2に火が通ったら、Ⓐをスパゲッティのゆで汁で溶き、2に加えてさらに炒める。
4. 3にゆでたスパゲッティを入れて混ぜ合わせる。

### DATA

| | |
|---|---|
| エネルギー | 438 kcal |
| タンパク質 | 20.7 g |
| 食塩相当量 | 1.2 g |
| カリウム | 353 mg |
| リン | 228 mg |
| 炭水化物 | 54.0 g |
| 脂質 | 13.4 g |
| 食物繊維 | 6.8 g |

辛子明太子×豆乳のクリーミーなコクがたまらない

# 明太豆乳パスタ

野菜量 **22.5g**

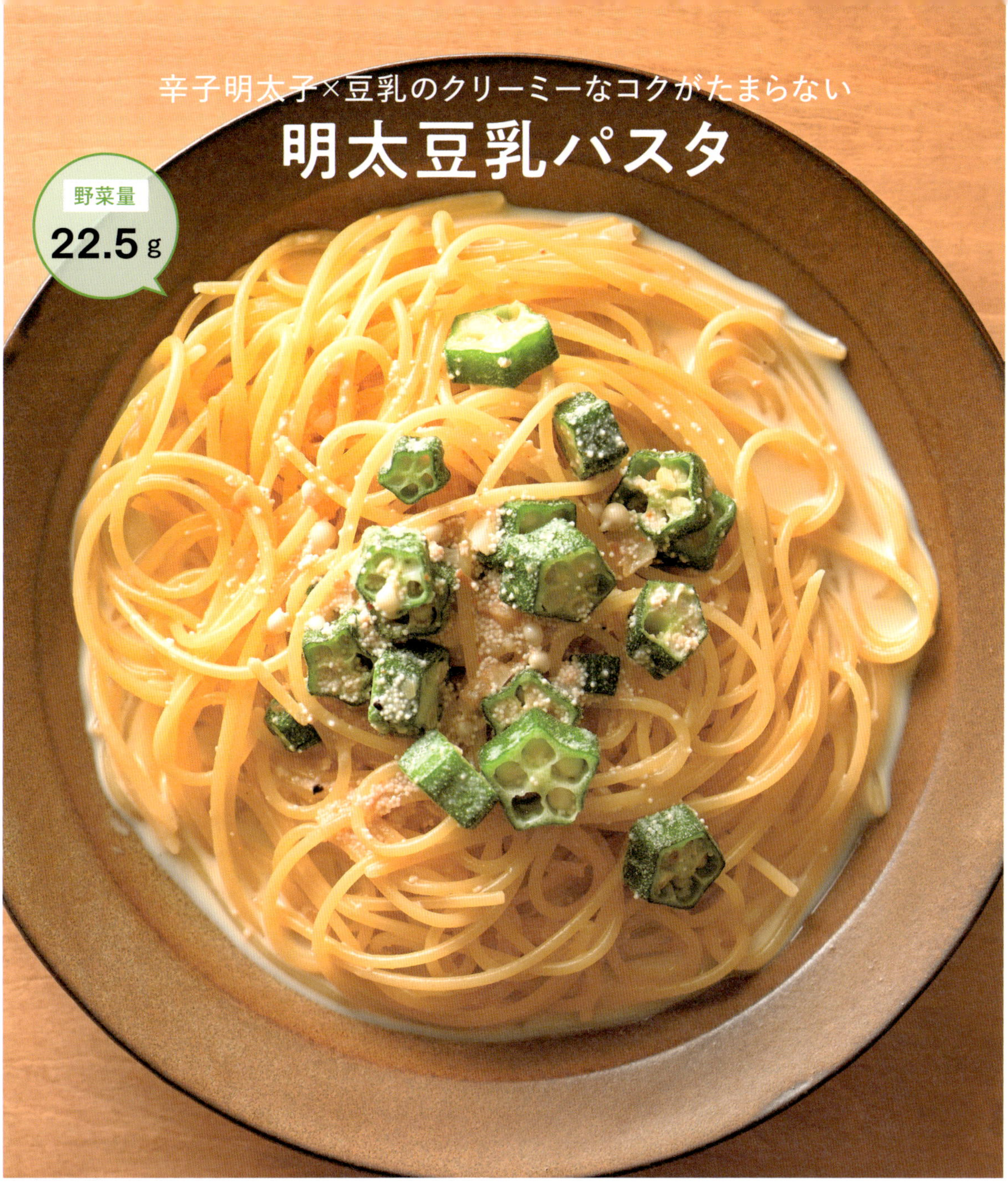

**材料**（1人分）

スパゲッティ（乾）…80g
オクラ…20g
辛子明太子…15g
ニンニク（みじん切り）…2.5g
オリーブオイル…小さじ1
Ⓐ［無調整豆乳…90mL
　　顆粒ブイヨン…小さじ⅔
黒こしょう（粗びき）…少々

**作り方**

1 オクラは7～8㎜幅の小口切りにし、辛子明太子は薄皮を除く。
2 フライパンにオリーブオイルを熱してニンニクを炒める。香りが立ったらオクラを入れて、さらに炒める。
3 ゆでたスパゲッティと辛子明太子を**2**に加え、混ぜ合わせる。火を止めてⒶを入れ、全体にからめる。
4 **3**を器に盛り、黒こしょうをふる。

**DATA**

- エネルギー 378kcal
- タンパク質 16.0g
- 食塩相当量 1.7g
- カリウム 298mg
- リン 202mg
- 炭水化物 57.3g
- 脂質 7.4g
- 食物繊維 6.7g

ピリ辛トマトソースにチーズがとろける

# ペンネアラビアータ

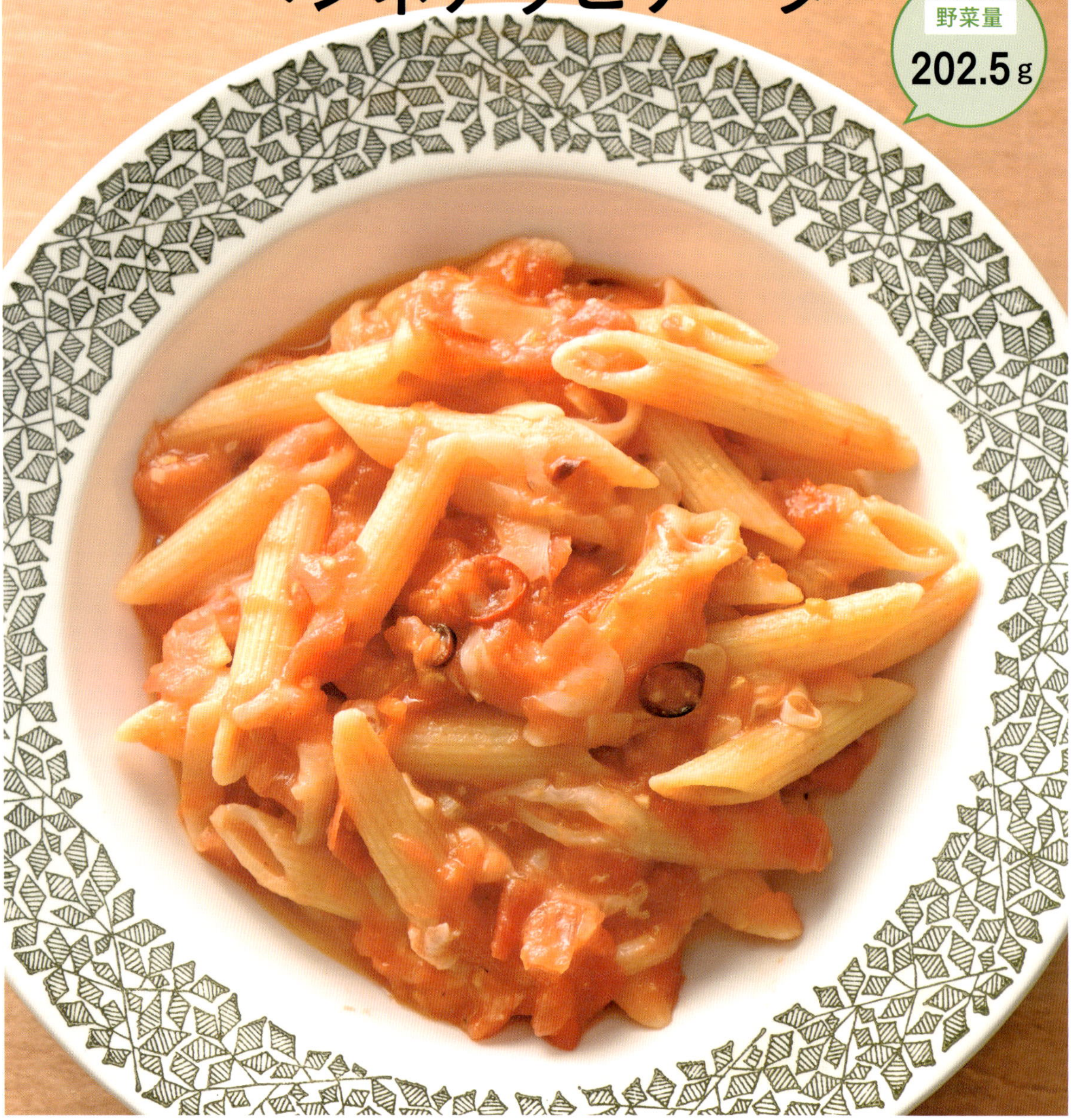

野菜量
202.5g

### 材料（1人分）

ペンネ（乾）…80ｇ
トマト…200ｇ
ニンニク（みじん切り）…2.5ｇ
赤トウガラシ（乾／輪切り）
…0.3ｇ
オリーブオイル…小さじ1
塩…1ｇ
溶けるチーズ…30ｇ

### 作り方

1. トマトは1～2㎝角に切る。
2. フライパンにオリーブオイルを熱してニンニクと赤トウガラシを炒める。香りが立ったらトマトを加え、炒めながら混ぜ合わせる。トマトが少しくずれるまで、強火で1分30秒煮つめる。
3. ペンネをゆでて塩とともに**2**に加える。火を止めたらチーズを入れて、余熱でからめて溶かす。

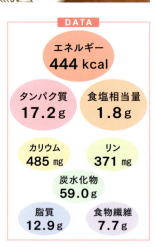

### DATA

|  |  |
|---|---|
| エネルギー | 444 kcal |
| タンパク質 | 17.2g |
| 食塩相当量 | 1.8g |
| カリウム | 485 mg |
| リン | 371 mg |
| 炭水化物 | 59.0g |
| 脂質 | 12.9g |
| 食物繊維 | 7.7g |

旨味と香ばしさが溶け込む、王道の一杯

# 豚肉と揚げ玉のうどん

野菜量
25g

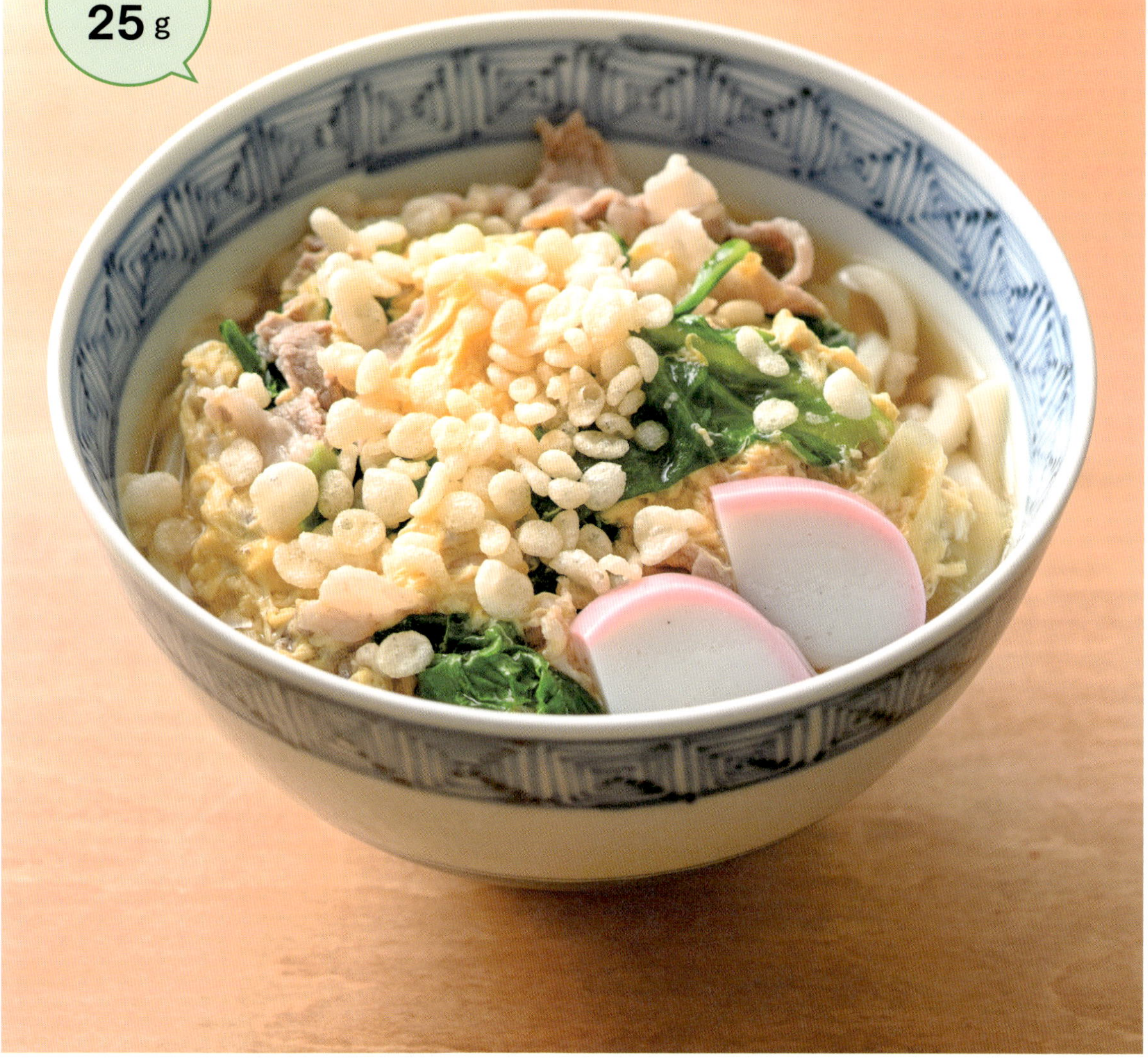

**材料**（1人分）

ゆでうどん…180g
豚ロース薄切り肉…50g
卵…½個
長ネギ…15g
サラダ菜…10g
かまぼこ…10g
揚げ玉…大さじ2
Ⓐ［ 顆粒和風だし…小さじ⅓
　　水…200mL
Ⓑ［ しょうゆ…小さじ1と¾
　　酒・みりん…各小さじ1

**作り方**

1 豚肉は食べやすい大きさに切り、長ネギは斜め薄切りにする。かまぼこは5㎜厚さに切って縦半分にする。サラダ菜は、食べやすくちぎる。卵は溶く。
2 鍋にⒶを入れて中火にかけ、沸騰したら豚肉を加える。アクが出たらすくってⒷと長ネギを加え、1分ほど煮る。
3 2にサラダ菜を入れ、ひと煮立ちさせる。
4 3に溶き卵を流し入れる。
5 うどんをレンジ等で温めて器に盛り、4をかけ、かまぼこと揚げ玉をのせる。

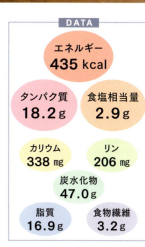

**DATA**

エネルギー 435kcal
タンパク質 18.2g
食塩相当量 2.9g
カリウム 338mg
リン 206mg
炭水化物 47.0g
脂質 16.9g
食物繊維 3.2g

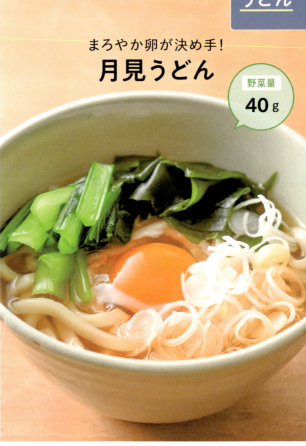

まろやか卵が決め手!

## 月見うどん

野菜量
40g

**材料（1人分）**

ゆでうどん…180g
卵…1個
コマツナ…30g
長ネギ…10g
わかめ(塩蔵)…戻して10g
Ⓐ しょうゆ…小さじ1と½
　みりん…小さじ1と½
　酒…小さじ1
　顆粒和風だし…小さじ½
　水…200mL

**作り方**

1. わかめは水で戻し、熱湯をかけて1分置いたら水気を絞って一口大に切る。コマツナはゆでて3cm長さ、長ネギは小口切りにする。
2. 鍋にⒶを入れ、ひと煮立ちさせて火を止める。
3. うどんをレンジ等で温めて器に盛り、真ん中をくぼませて卵を割り入れる。
4. **2**が冷めていたら温め直し、**3**の卵にかける。
5. わかめ、コマツナ、長ネギをのせる。

DATA

| エネルギー | タンパク質 | 食塩相当量 | | |
|---|---|---|---|---|
| 287kcal | 11.3g | 2.7g | | |
| カリウム | リン | 炭水化物 | 脂質 | 食物繊維 |
| 290mg | 154mg | 43.1g | 5.2g | 3.3g |

鶏肉と根菜が滋味深い

## しっぽくうどん

野菜量
103g

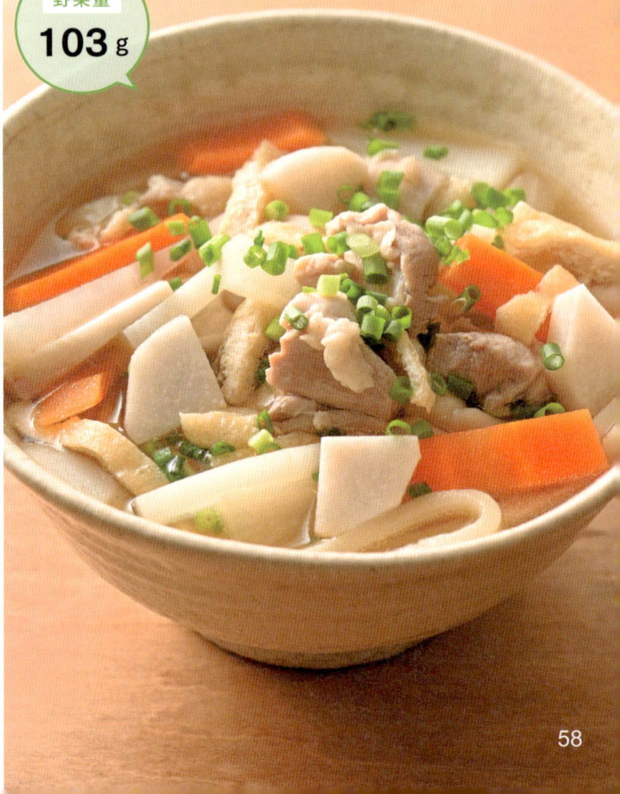

**材料（1人分）**

ゆでうどん…180g
鶏もも肉(皮つき)…60g
サトイモ…50g
ダイコン…40g
ニンジン…10g
油揚げ…15g
Ⓐ 顆粒和風だし…小さじ⅓
　水…350mL
Ⓑ しょうゆ…小さじ1と⅔
　みりん…小さじ1
　酒…小さじ1
青ネギ(小口切り)…3g

**作り方**

1. 鶏肉は小さめの一口大に切る。ダイコンは8mm厚さ、ニンジンは5mm厚さの短冊切り、油揚げは5mm幅に切る。
2. サトイモは皮をむき、5mm厚さのいちょう切りにする。水にさらしてぬめりを取る。
3. 鍋にⒶを入れて火にかけ、煮立ったら**1**と**2**を入れる。火が通るまで10～12分ほど煮たら、Ⓑを加える。
4. うどんをレンジ等で温めて器に盛り、**3**をかけて青ネギを散らす。

DATA

| エネルギー | タンパク質 | 食塩相当量 | | |
|---|---|---|---|---|
| 407kcal | 19.5g | 2.5g | | |
| カリウム | リン | 炭水化物 | 脂質 | 食物繊維 |
| 693mg | 244mg | 46.1g | 13.4g | 4.5g |

ショウガが効いて、体ぽかぽか

# 鶏肉とハクサイのショウガうどん

野菜量
**92 g**

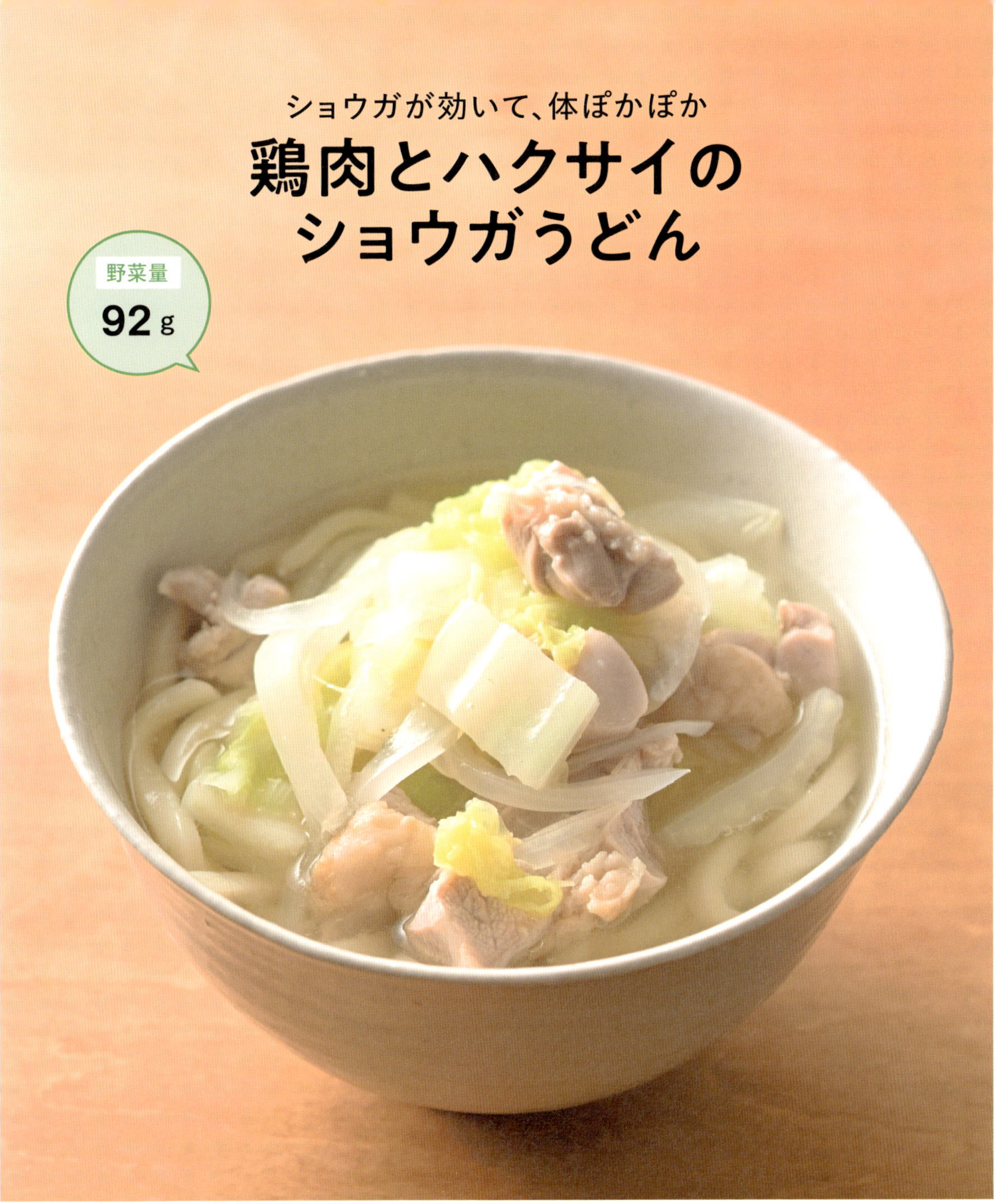

### 材料（1人分）

ゆでうどん…180 g
鶏もも肉（皮つき）…60 g
ハクサイ…60 g
タマネギ…30 g
ショウガ（すりおろす）…2 g
水…300 mL
塩…2 g

### 作り方

1 鶏肉は一口大に切る。ハクサイは幅3㎝・長さ2㎝に切り、タマネギは薄切りにする。
2 鍋に水とショウガ、鶏肉を入れて中火にかける。
3 煮立ったら、ハクサイとタマネギを入れて10分ほど煮込む。さらにうどんを入れてひと煮立ちさせ、塩を加えてまぜる。

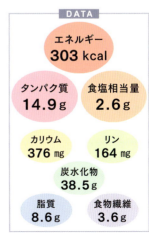

**DATA**

| | |
|---|---|
| エネルギー | 303 kcal |
| タンパク質 | 14.9 g |
| 食塩相当量 | 2.6 g |
| カリウム | 376 mg |
| リン | 164 mg |
| 炭水化物 | 38.5 g |
| 脂質 | 8.6 g |
| 食物繊維 | 3.6 g |

干しシイタケの戻し汁が味のポイント

## 卵とじショウガうどん

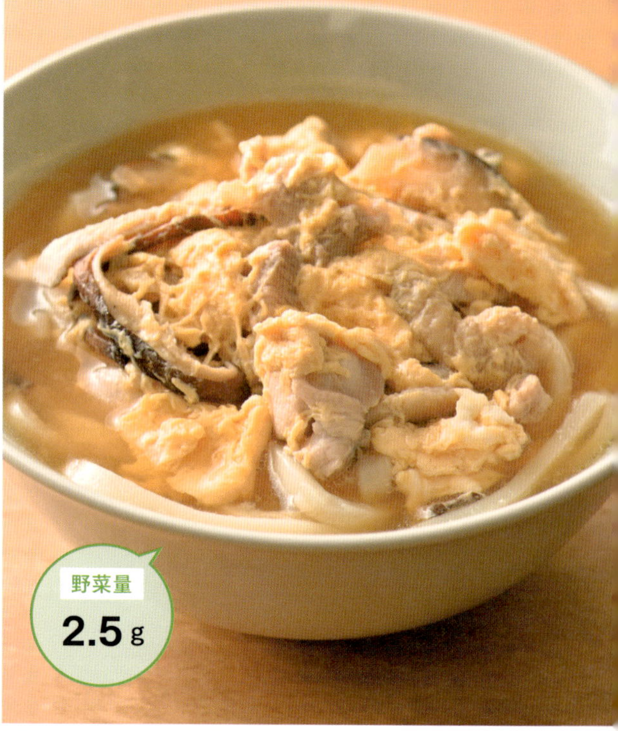

野菜量
2.5g

### 材料（1人分）

- ゆでうどん…180g
- 鶏もも肉（皮つき）…60g
- 干しシイタケ（スライス）…3g
- 水（干しシイタケの戻し用）…200mL
- 卵…1個
- ショウガ（すりおろす）…2.5g
- Ⓐ しょうゆ…小さじ1と¾
- Ⓐ 顆粒鶏ガラだし…小さじ⅓

### 作り方

1. 干しシイタケを水で戻す（戻し汁は取っておく）。鶏肉は一口大に切る。
2. 鍋に干しシイタケの戻し汁を入れて中火にかける。煮立ったら鶏肉と干しシイタケを入れる。鶏肉に火が通ったらⒶ、ショウガを加え、溶いた卵でとじる。
3. うどんをレンジ等で温めて器に盛り、2をかける。

DATA

| エネルギー | タンパク質 | 食塩相当量 |
|---|---|---|
| 375 kcal | 21.2g | 2.9g |

| カリウム | リン | 炭水化物 | 脂質 | 食物繊維 |
|---|---|---|---|---|
| 378mg | 248mg | 38.9g | 13.4g | 3.8g |

豚とタマネギの旨味たっぷりな至福の一品

## カレーうどん

野菜量
60g

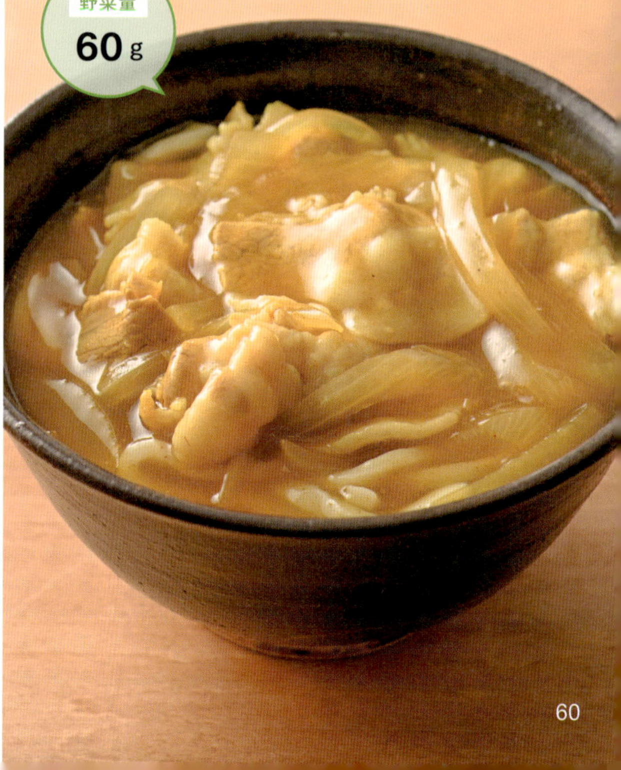

### 材料（1人分）

- ゆでうどん…180g
- 豚バラ薄切り肉…60g
- タマネギ…60g
- Ⓐ しょうゆ…小さじ1と⅔
- Ⓐ みりん…小さじ1と½
- Ⓐ 顆粒和風だし…小さじ⅔
- Ⓐ 酒…小さじ1
- Ⓐ 水…250mL
- カレー粉…小さじ1と½
- Ⓑ 片栗粉…小さじ2
- Ⓑ 水…大さじ1と⅓

### 作り方

1. 豚肉は一口大に切り、タマネギは薄切りにする。
2. 鍋にⒶを入れ、ひと煮立ちさせる。
3. 2に1を加え、タマネギがやわらかくなるまで中火で2～3分煮る。
4. 3の煮汁でカレー粉を溶き、加える。
5. 4にⒷの水溶き片栗粉を加えてとろみをつける。
6. うどんをレンジ等で温めて器に盛り、5をかける。

DATA

| エネルギー | タンパク質 | 食塩相当量 |
|---|---|---|
| 480 kcal | 13.7g | 2.9g |

| カリウム | リン | 炭水化物 | 脂質 | 食物繊維 |
|---|---|---|---|---|
| 347mg | 166mg | 50.7g | 21.8g | 4.3g |

まろやかスパイシーでコク深い

# 豆乳みそ担々うどん

野菜量
47 g

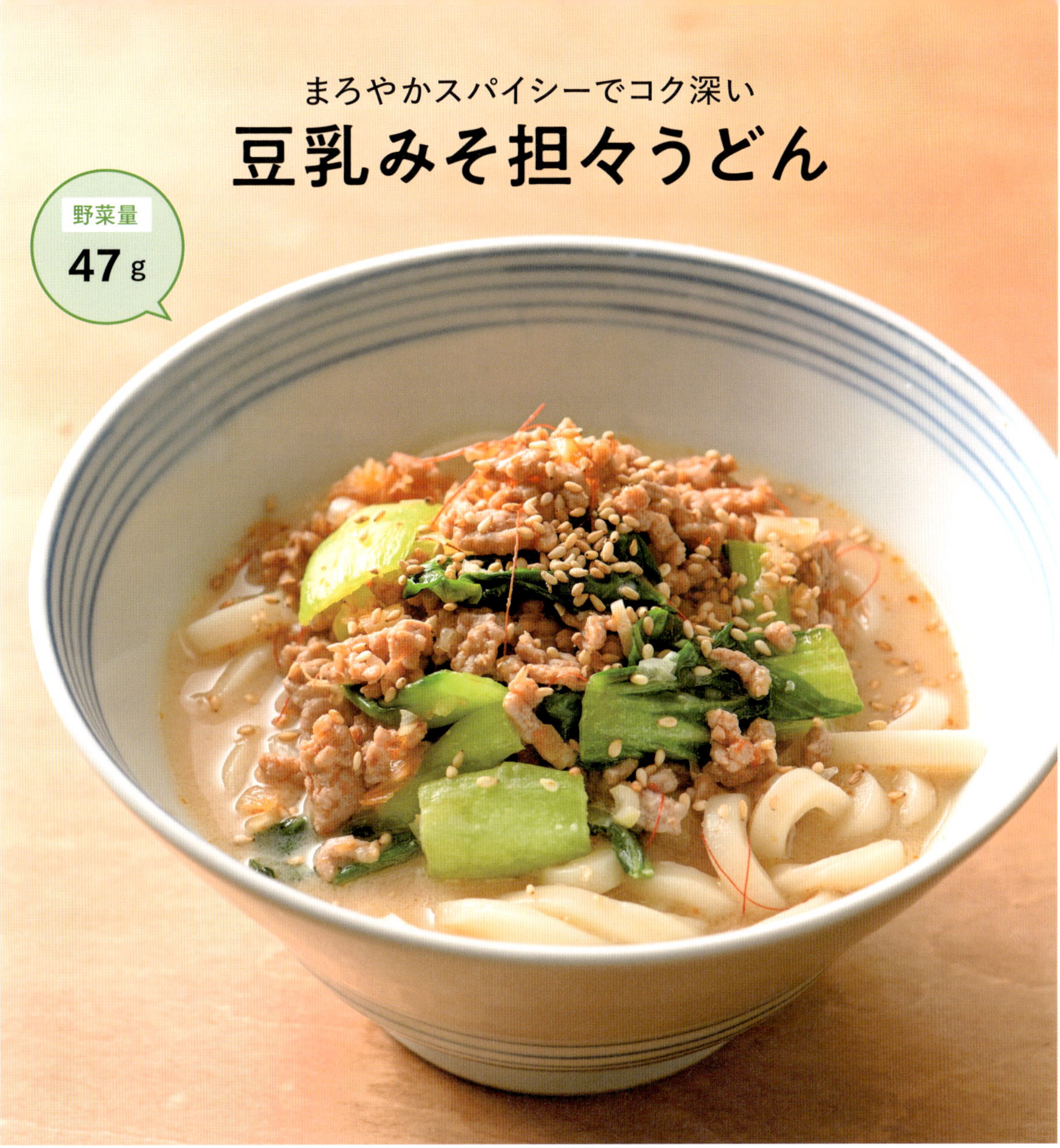

## 材料（1人分）

ゆでうどん…180 g
豚ひき肉…80 g
チンゲンサイ…30 g
長ネギ…15 g
ニンニク（みじん切り）…2 g
赤トウガラシ（乾／輪切り）…0.1 g
ごま油…小さじ1
Ⓐ［ みそ・しょうゆ…各小さじ¾
酢・砂糖・豆板醤…各小さじ½
顆粒鶏ガラだし…小さじ⅓
水…150 mL
無調整豆乳…50 mL
糸トウガラシ…0.2 g
白いりごま…小さじ1
ラー油…好みの量

## 作り方

1 チンゲンサイは4㎝長さに切り、長ネギはみじん切りにする。
2 フライパンにごま油を熱してニンニクと赤トウガラシを炒める。香りが立ったらひき肉、**1**を入れて炒める。
3 鍋にⒶを入れて中火にかけ、煮立ったら火を弱めて豆乳を入れて沸騰させないように温める。
4 うどんをレンジ等で温めて器に盛り、**2**をのせ、**3**をかける。ごま、糸トウガラシをのせ、好みでラー油をかける。

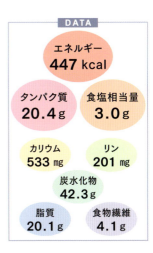

**DATA**

- エネルギー 447 kcal
- タンパク質 20.4 g
- 食塩相当量 3.0 g
- カリウム 533 mg
- リン 201 mg
- 炭水化物 42.3 g
- 脂質 20.1 g
- 食物繊維 4.1 g

具材のうま味をみそが包み込む
## みそ煮込みうどん

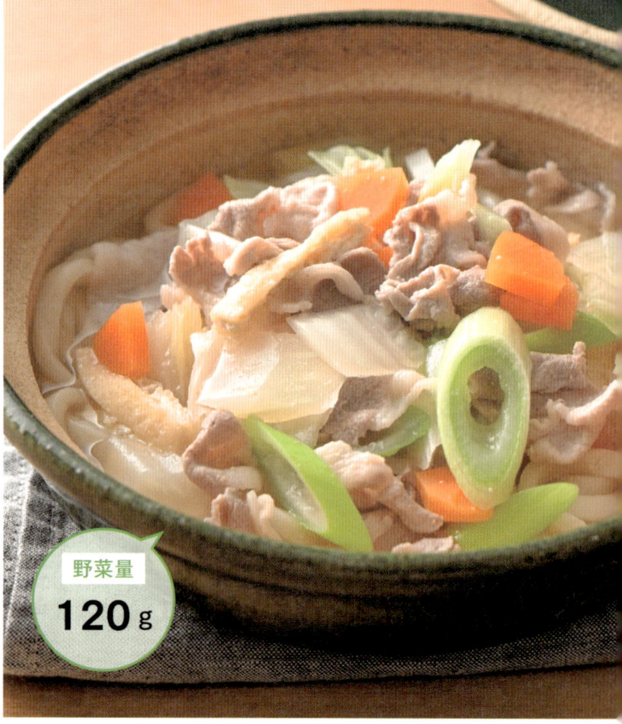

野菜量 120g

**材料**（1人分）
ゆでうどん…180g
豚肩ロース薄切り肉…60g
ハクサイ…45g
ダイコン…30g
ニンジン…20g
長ネギ…25g
油揚げ…10g
Ⓐ しょうゆ…小さじ½
　みりん…小さじ2
　顆粒和風だし…小さじ¼
　水…300mL
みそ…小さじ2

**作り方**
1. ハクサイは幅2cm・長さ3cmのそぎ切り、ニンジンとダイコンは厚めのいちょう切り、長ネギは斜め切りにする。
2. 油揚げは熱湯をかけて短冊切りにする。
3. 土鍋にⒶ、長ネギ以外の野菜、油揚げを入れて中火にかける。煮立ったら豚肉を加え、具に火が通るまで2～3分煮る。
4. 3にうどん、みそ小さじ1を加え、さらに2～3分煮る。
5. 4に、長ネギと残りのみそを溶かして加え、ネギがやわらかくなったら火を止める。

DATA

| エネルギー | タンパク質 | 食塩相当量 |
|---|---|---|
| 431 kcal | 17.7g | 2.8g |

| カリウム | リン | 炭水化物 | 脂質 | 食物繊維 |
|---|---|---|---|---|
| 536mg | 223mg | 49.6g | 15.4g | 5.1g |

たっぷり具材で食べ応え抜群
## 鍋焼きうどん

野菜量 40g

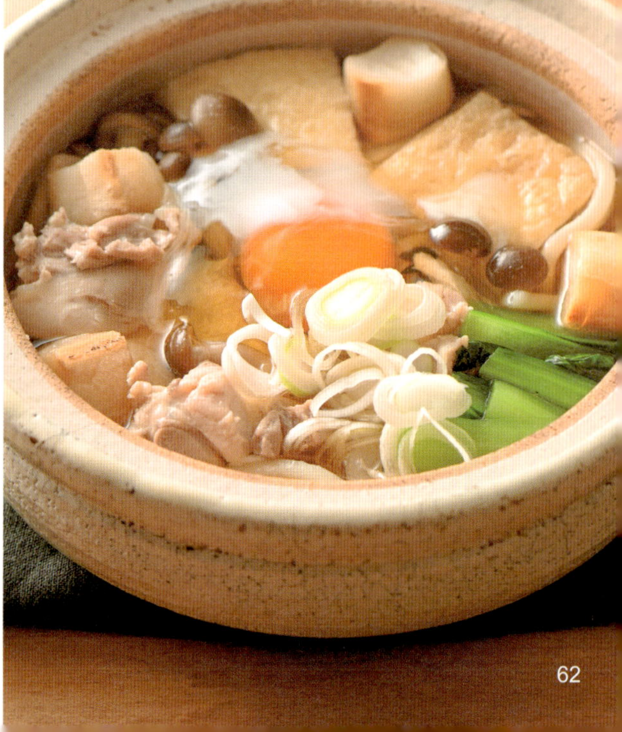

**材料**（1人分）
ゆでうどん…180g
鶏もも肉（皮つき）…50g
シメジ…30g
油揚げ…10g
コマツナ…30g
長ネギ…10g
麩（水に浸す）…2g
卵…1個
Ⓐ しょうゆ…小さじ1と⅔
　みりん…小さじ1
　顆粒和風だし…小さじ¼
　水…300mL

**作り方**
1. 鶏肉は3等分に切る。シメジは石づきを取り、大きめの小房に分ける。油揚げは熱湯をかけて一口大に切る。コマツナはゆでて3cm長さに切り、長ネギは小口切りにする。
2. 鍋にⒶ、鶏肉、油揚げを入れて中火にかけ、肉に火が通るまで2～3分煮る。
3. 2にうどん、シメジ、水気を絞った麩を加えて2～3分煮込んだら、コマツナを加えて卵を割り入れる。
4. 卵が半熟になったら、長ネギをのせて火を止める。

DATA

| エネルギー | タンパク質 | 食塩相当量 |
|---|---|---|
| 421 kcal | 22.9g | 2.6g |

| カリウム | リン | 炭水化物 | 脂質 | 食物繊維 |
|---|---|---|---|---|
| 559mg | 303mg | 43.3g | 15.2g | 4.3g |

削り節としょうゆが香る、定番の一皿

# 焼きうどん

野菜量
**85g**

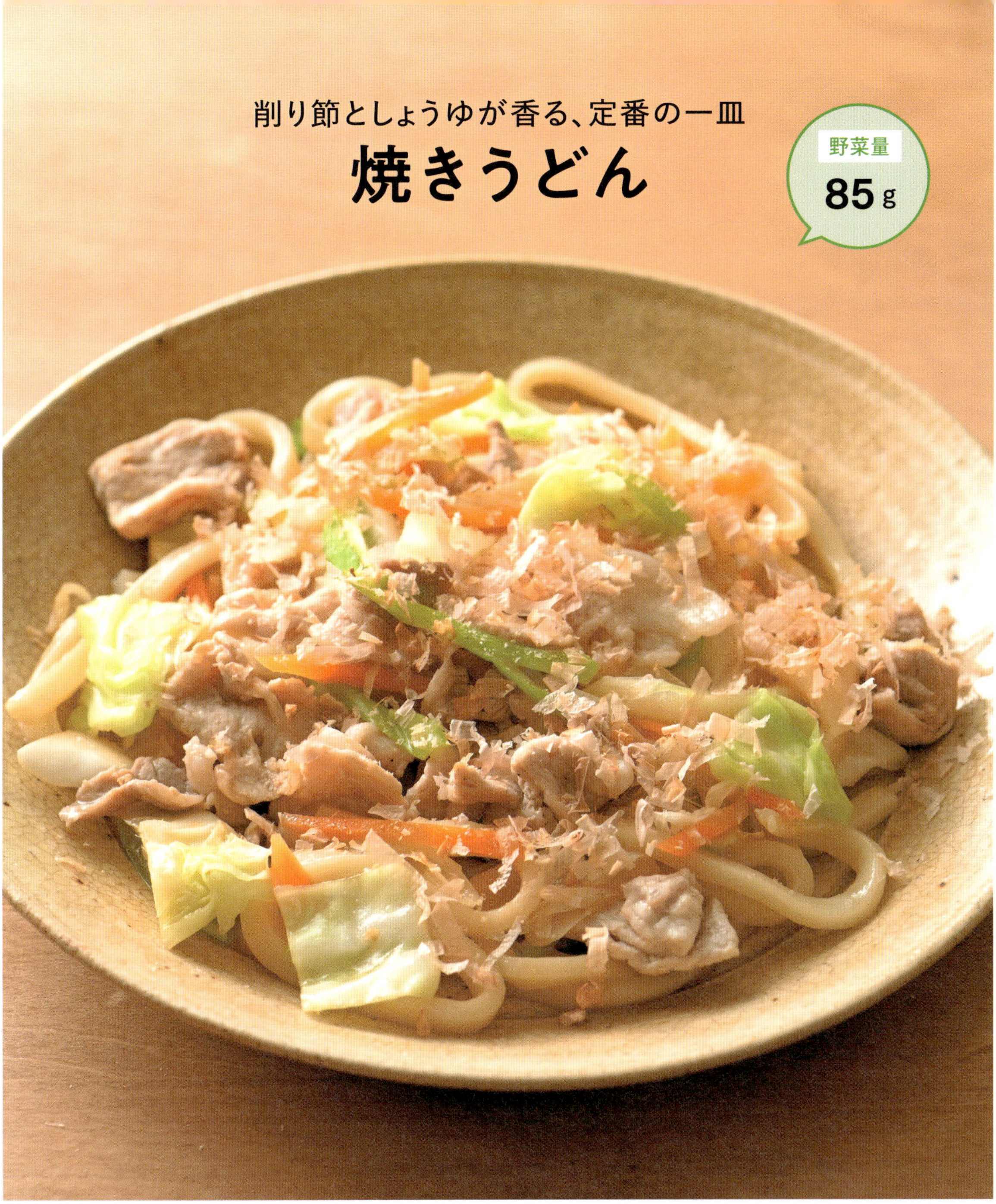

## 材料（1人分）

ゆでうどん…180g
豚ロース薄切り肉…60g
キャベツ…30g
タマネギ…20g
長ネギ…20g
ニンジン…15g
ごま油…小さじ1
Ⓐ しょうゆ…小さじ1と½
　酒…小さじ1
　顆粒和風だし…小さじ⅙
削り節…0.5g

## 作り方

1 豚肉は3㎝幅に切る。キャベツは3㎝角に切る。タマネギは薄くスライス、長ネギは斜め薄切り、ニンジンは細切りにする
2 フライパンにごま油を熱し、豚肉を入れて炒める。肉の色が変わり始めたら野菜を入れて炒める。
3 **2**にうどんを入れ、ほぐすように炒める。Ⓐを入れて全体を混ぜ合わせる。
4 **3**を器に盛り、削り節をかける。

※袋に水分量の記載がある場合はそれに合わせて下さい

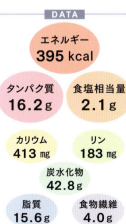

**DATA**

| | |
|---|---|
| エネルギー | 395 kcal |
| タンパク質 | 16.2g |
| 食塩相当量 | 2.1g |
| カリウム | 413㎎ |
| リン | 183㎎ |
| 炭水化物 | 42.8g |
| 脂質 | 15.6g |
| 食物繊維 | 4.0g |

ショウガ風味の絶品あんがよくからむ

## 厚揚げとキノコのあんかけうどん

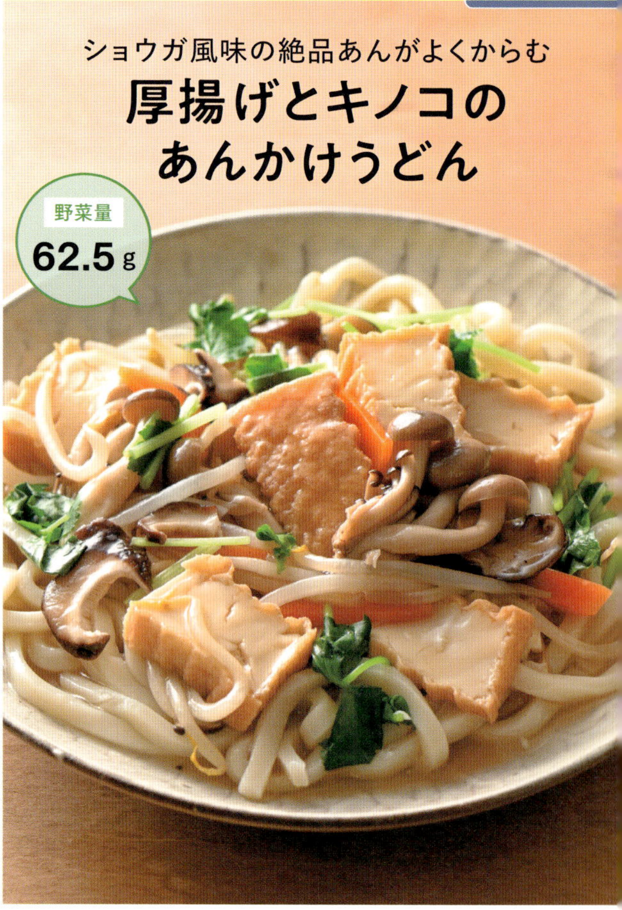


**材料**（1人分）

ゆでうどん…180 g
厚揚げ…80 g
干しシイタケ（スライス）
…3 g
シメジ…30 g
ニンジン…15 g
モヤシ…40 g
Ⓐ しょうゆ…小さじ1と½
みりん…小さじ2
顆粒和風だし
…小さじ½
塩…0.3 g
水…150 mL
ミツバ（3cm長さに切る）
…5 g
ショウガ（すりおろして
搾る）…2.5 g
Ⓑ 片栗粉…小さじ1と½
水…小さじ3

**作り方**

1 厚揚げは熱湯を回しかける。水気を拭いたら縦半分に切り、さらに1cm厚さに切る。ニンジンは長さ3cm・幅1cmの短冊切りにする。シメジは石づきを取り、小房に分ける。
2 鍋にⒶ、干しシイタケを入れて中火にかけ、ひと煮立ちしたら厚揚げとニンジン、シメジを加える。
3 中火で5分ほど煮て厚揚げに味がしみたら、モヤシを加える。
4 3がひと煮立ちしたらショウガの搾り汁を加え、さらにⒷの水溶き片栗粉を加えてとろみをつける。
5 温めたうどんを器に盛り、4をかけてミツバを散らす。

**DATA**

| エネルギー | タンパク質 | 食塩相当量 |
|---|---|---|
| 367 kcal | 14.9 g | 2.8 g |

| カリウム | リン | 炭水化物 | 脂質 | 食物繊維 |
|---|---|---|---|---|
| 430 mg | 228 mg | 49.2 g | 9.3 g | 6.2 g |

レモンとごまの風味が引き立つ

## 豚しゃぶサラダうどん

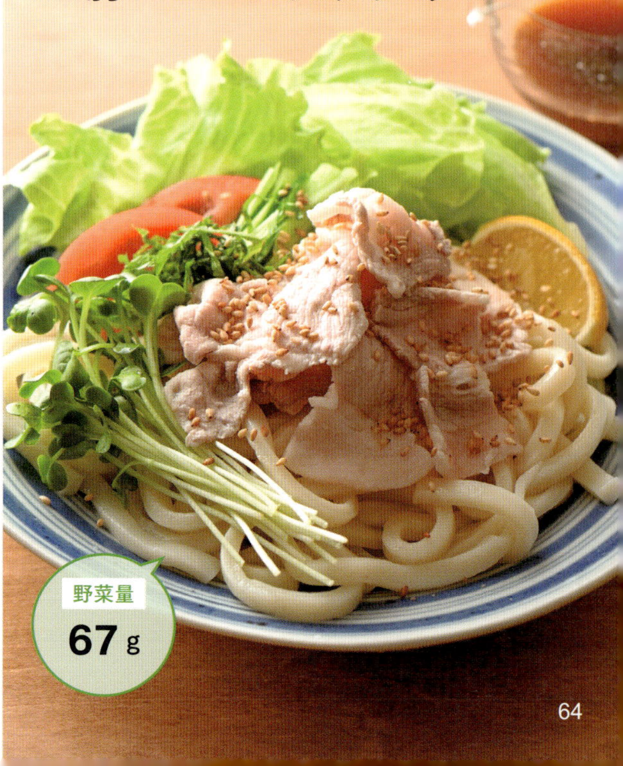


**材料**（1人分）

ゆでうどん…180 g
豚ロースしゃぶしゃぶ用
…60 g
キュウリ…20 g
トマト…20 g
レタス…20 g
カイワレダイコン…5 g
大葉…2枚
しょうゆ…小さじ2
酢…小さじ1
顆粒和風だし
…小さじ⅓
白いりごま…小さじ1
レモン（くし形切り）…⅛個

**作り方**

1 豚肉は5cm幅に切り、ゆでてざるにあげる。
2 レタスは食べやすい大きさにちぎる。キュウリと大葉はせん切り、トマトはくし形切り、カイワレダイコンは根元を切り落とす。
3 耐熱ボウルに酢・だしを入れて湯せんにかけながら混ぜ、さらにしょうゆを加える。
4 うどんを冷水で冷やし、水気をよく切って器に盛り、1と2を盛りつけていりごまをふり、レモンをのせる。食べるときに3をかける。

**DATA**

| エネルギー | タンパク質 | 食塩相当量 |
|---|---|---|
| 357 kcal | 16.4 g | 2.7 g |

| カリウム | リン | 炭水化物 | 脂質 | 食物繊維 |
|---|---|---|---|---|
| 401 mg | 196 mg | 40.4 g | 12.7 g | 3.5 g |

豚肉とシイタケ、厚揚げの旨味が際立つ

# 肉入りけんちんそば

野菜量
**62.5 g**

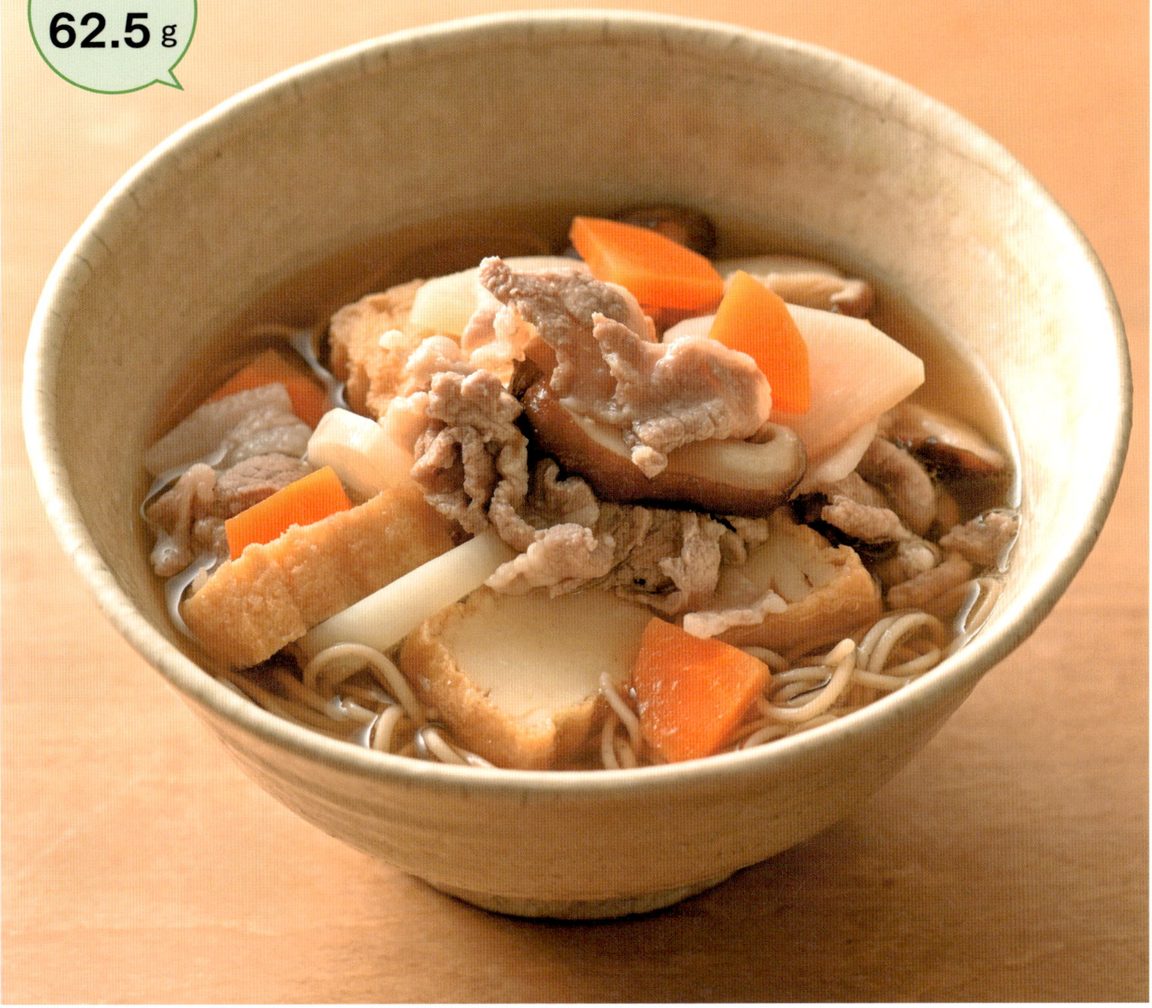

### 材料（1人分）

そば（乾）…80 g
豚肩ロース薄切り肉…50 g
厚揚げ…30 g
ダイコン…40 g
ニンジン…20 g
生シイタケ…20 g
Ⓐ［ 顆粒和風だし…小さじ½
　　水…250 mL
Ⓑ［ しょうゆ…小さじ2
　　酒…小さじ1
　　みりん…小さじ1
ショウガ（すりおろして搾る）
…2.5 g

### 作り方

1. 豚肉は一口大に切る。厚揚げは熱湯をかけて縦半分に切り、1 cm厚さに切る。ダイコン、ニンジンはいちょう切り、シイタケは細切りにする。
2. 鍋に**1**とⒶを入れて中火にかける。アクが出たらすくいながら、野菜がやわらかくなるまで5分ほど煮る。
3. **2**にⒷを加え、ショウガの搾り汁を入れて火を止める。
4. そばはゆでて、水でよく洗い水気を切る。そばを再び湯につけて温めたら水気を切って器に盛り、**3**をかける。

**DATA**

エネルギー 449 kcal
タンパク質 20.4 g
食塩相当量 2.6 g
カリウム 474 mg
リン 330 mg
炭水化物 54.0 g
脂質 13.7 g
食物繊維 5.4 g

カレー粉と和風だしの絶妙調和

## カレーそば

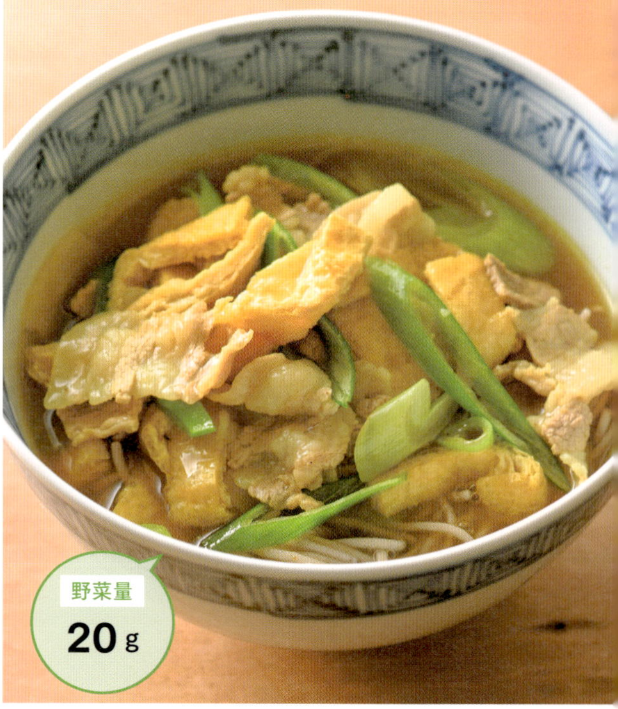


### 材料（1人分）

そば（乾）…80g
豚バラ薄切り肉…50g
長ネギ…20g
油揚げ…10g
Ⓐ 顆粒和風だし…小さじ⅓
　 水…200mL
Ⓑ しょうゆ…小さじ2
　 みりん…小さじ1
　 カレー粉…小さじ1
　 砂糖…小さじ½
Ⓒ 片栗粉…小さじ1
　 水…小さじ2

### 作り方

1 豚肉は3㎝幅、長ネギは斜め切り、油揚げは熱湯を回しかけて半分に切ってから1㎝幅に切る。
2 鍋にⒶを入れて中火にかけ、ひと煮立ちさせる。豚肉を加えて、アクが出たらすくいながら煮る。さらに長ネギと油揚げを加え、2分ほど煮る。
3 2にⒷを入れてよく混ぜ、Ⓒの水溶き片栗粉を加えてとろみをつける。
4 そばはゆでて水でよく洗い水気を切る。そばを再び湯につけて温めたら水気を切って器に盛り、3をかける。

DATA

| エネルギー | タンパク質 | 食塩相当量 |
|---|---|---|
| 514kcal | 18.3g | 2.4g |

| カリウム | リン | 炭水化物 | 脂質 | 食物繊維 |
|---|---|---|---|---|
| 280mg | 288mg | 55.0g | 22.1g | 4.5g |

ユズの香り広がる、さやわかな味わい

## ダイコンおろしそば

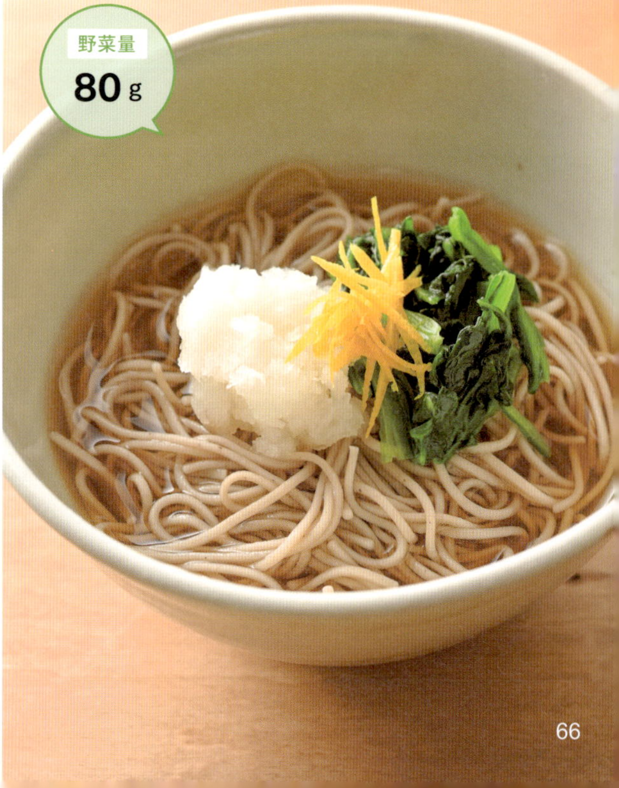


### 材料（1人分）

そば（乾）…80g
ダイコン（すりおろす）…50g
水（ダイコンおろしの汁と合わせて）…200mL
ホウレンソウ…30g
Ⓐ しょうゆ…小さじ2と¼
　 みりん…小さじ¾
　 顆粒和風だし…小さじ⅓
ユズの皮（せん切り）…1.5g

### 作り方

1 ホウレンソウは熱湯でさっとゆでて冷水にとる。水気を絞り、3㎝長さに切る。
2 鍋にⒶとダイコンおろしの汁と合わせた水を入れて中火にかける。ひと煮立ちさせて火を止める。
3 そばはゆでて水でよく洗い水気を切る。そばを再び湯につけて温めたら水気を切って器に盛る。2をかけて、1、ダイコンおろし、ユズの皮をのせる。

DATA

| エネルギー | タンパク質 | 食塩相当量 |
|---|---|---|
| 274kcal | 10.0g | 2.6g |

| カリウム | リン | 炭水化物 | 脂質 | 食物繊維 |
|---|---|---|---|---|
| 406mg | 198mg | 50.2g | 1.3g | 4.7g |

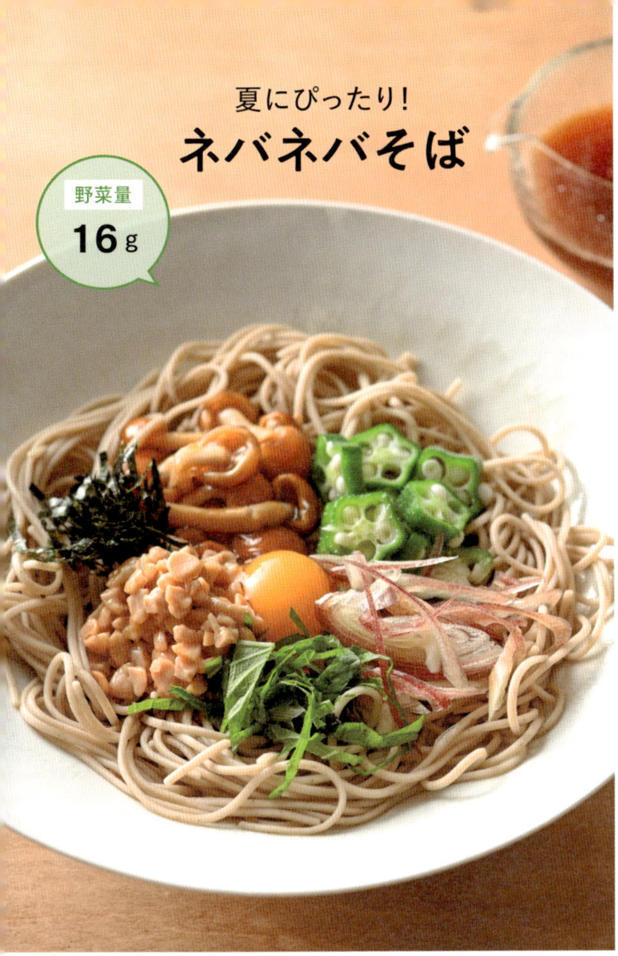

夏にぴったり！

## ネバネバそば

野菜量 16g

材料（1人分）

そば（乾）…80g
うずらの卵…1個
ひきわり納豆…20g
ナメコ…15g
オクラ…10g
ミョウガ…5g
大葉…1枚
刻みのり…0.2g
Ⓐ しょうゆ…小さじ2
　 顆粒和風だし…小さじ⅓
　 水…大さじ1

作り方

1 オクラはゆでて5㎜幅の小口切り、ミョウガと大葉はせん切りにする。ナメコはゆでておく。
2 Ⓐをよく混ぜ、器に入れる。
3 そばをゆでて冷水で冷やし水気をよく切って別の器に盛り、ナメコ、納豆、オクラ、ミョウガ、大葉、刻みのりをのせ、中央にうずらの卵を落とす。食べるときに2をかける。

DATA

| エネルギー | タンパク質 | 食塩相当量 |
|---|---|---|
| 309 kcal | 13.8g | 2.4g |

| カリウム | リン | 炭水化物 | 脂質 | 食物繊維 |
|---|---|---|---|---|
| 313 mg | 264 mg | 48.8g | 4.3g | 5.6g |

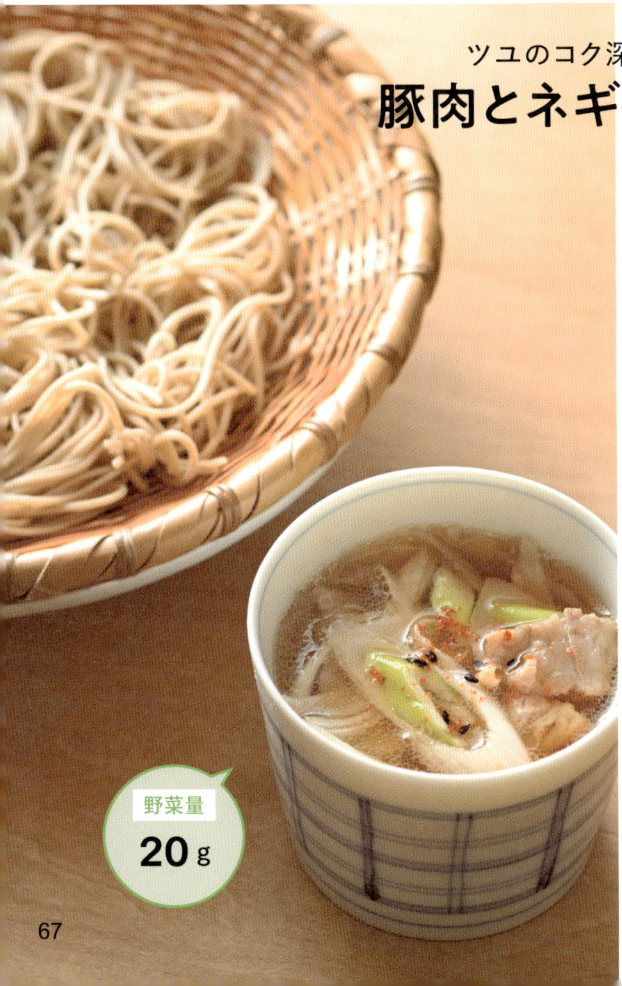

ツユのコク深さに大満足

## 豚肉とネギのつけそば

野菜量 20g

材料（1人分）

そば（乾）…80g
豚バラ薄切り肉…40g
長ネギ…20g
Ⓐ しょうゆ…小さじ2
　 みりん…小さじ1
　 顆粒和風だし…小さじ⅓
　 水…150mL
七味トウガラシ…好みの量

作り方

1 豚肉は3㎝幅、長ネギは斜め薄切りにする。
2 鍋にⒶを入れて中火にかける。煮立ったら豚肉を入れ、アクが出たらすくう。長ネギを加えて火が通ったら、器に入れる。好みで七味トウガラシをふる。
3 そばをゆでて冷水で冷やし、水気をよく切って別の器に盛る。

DATA

| エネルギー | タンパク質 | 食塩相当量 |
|---|---|---|
| 417 kcal | 14.5g | 2.4g |

| カリウム | リン | 炭水化物 | 脂質 | 食物繊維 |
|---|---|---|---|---|
| 218 mg | 232 mg | 50.5g | 15.2g | 3.7g |

ミニトマトの酸味とうま味が絶妙!

# 豚肉とナスの温かいつけ汁

野菜量
83 g

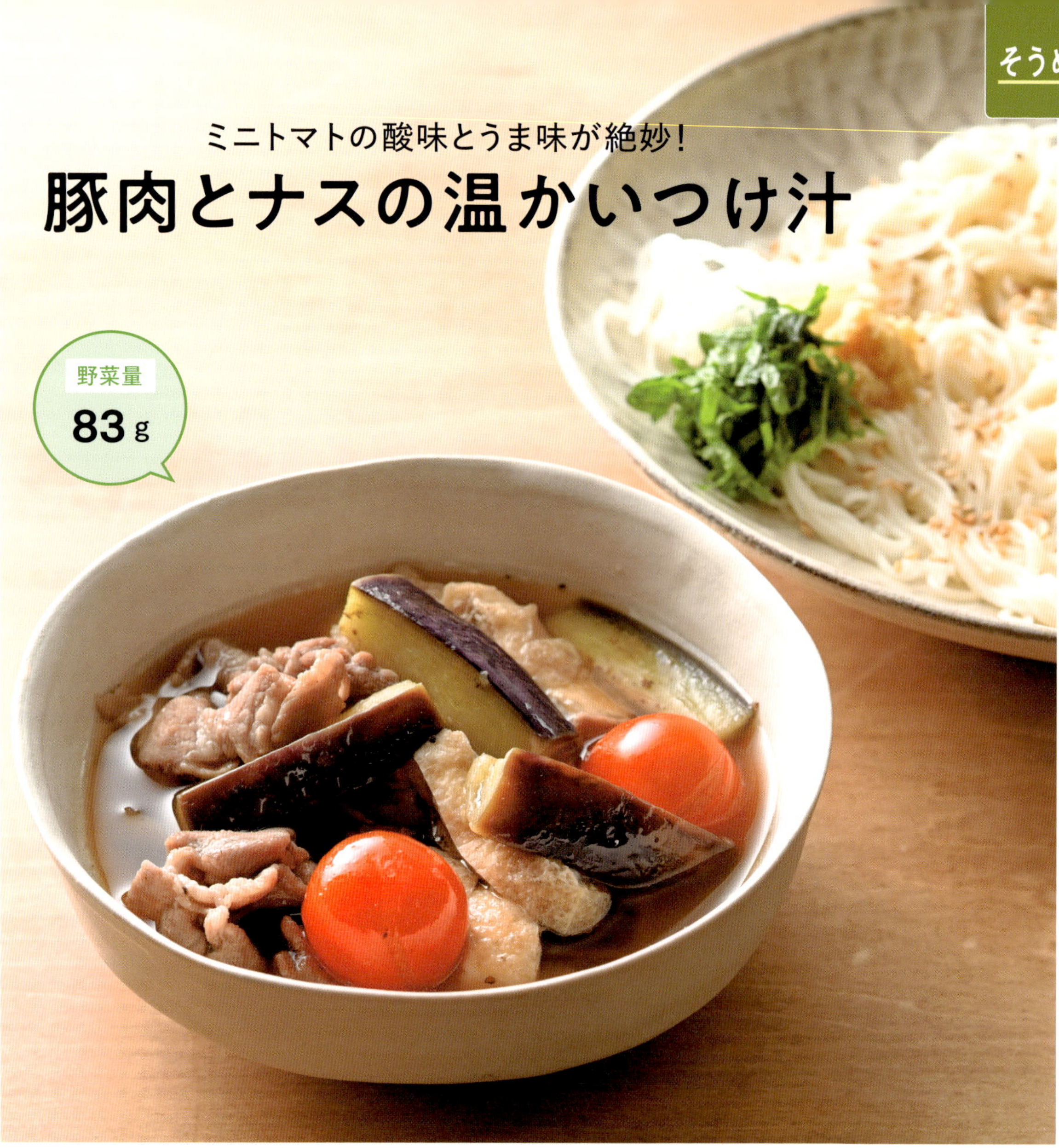

**材料**(1人分)

そうめん(乾)…80 g
豚肩ロース薄切り肉…40 g
ナス…50 g
ミニトマト…2個
油揚げ…10 g
サラダ油…小さじ2
Ⓐ しょうゆ…小さじ1と½
　 みりん…小さじ1
　 酢…小さじ½
　 顆粒和風だし…小さじ½
　 水…100 mL
Ⓑ ショウガ(すりおろす)…5 g
　 長ネギ(小口切り)…5 g
　 大葉(せん切り)…3枚
　 白いりごま…小さじ½

**作り方**

1 豚肉は一口大に切る。ナスは縦半分に切ってから横半分に切り、さらに縦1㎝幅に切る。油揚げは熱湯を回しかけて短冊に切る。
2 フライパンにサラダ油小さじ1を熱し、豚肉を炒める。火が通ったら肉を取り出し、残りのサラダ油を足し、ナスを加えて油が回るまで炒める。
3 2にⒶと油揚げを加え、1の肉を戻し入れ、弱火で2～3分煮る。
4 3にミニトマトを加え、温まったら火を止め、器に入れる。
5 そうめんをゆでて冷水で冷やし、水気をよく切って別の器に盛り、Ⓑを添える。

**DATA**

| | |
|---|---|
| エネルギー | 505 kcal |
| タンパク質 | 17.3 g |
| 食塩相当量 | 2.4 g |
| カリウム | 389 mg |
| リン | 202 mg |
| 炭水化物 | 60.0 g |
| 脂質 | 19.5 g |
| 食物繊維 | 4.1 g |

サバと香味野菜にみそがよく合う

# 冷や汁(そうめん)

野菜量 **83 g**

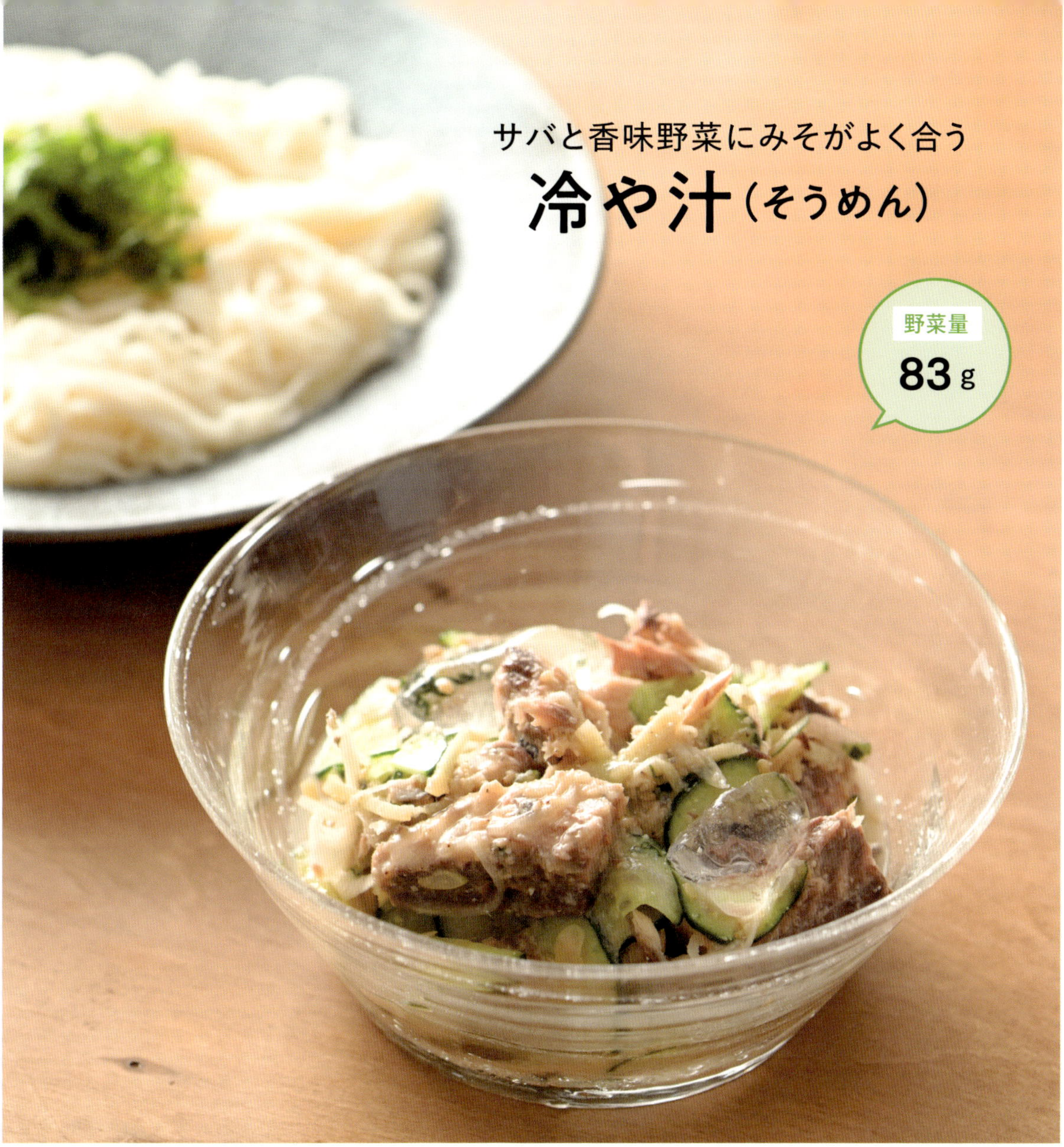

**材料**(1人分)

そうめん(乾)…80 g
サバ水煮缶…60 g
キュウリ…50 g
ショウガ…10 g
大葉…3枚
長ネギ…10 g
ミョウガ…10 g
Ⓐ[ みそ…小さじ2
  白すりごま…大さじ1と½
水…25 mL
氷…25 g

**作り方**

1 キュウリは縦半分に切って薄切り、ショウガと大葉はせん切り、長ネギとミョウガは小口切りにする。
2 Ⓐを混ぜ、サバと和える。
3 2に大葉以外の野菜と水を加えてよく混ぜ、器に入れる。
4 そうめんをゆでて冷水で冷やし、水気をよく切って別の器に盛り、大葉をのせる。
5 食べる直前に3に氷を入れる。

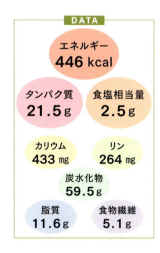

**DATA**

| | |
|---|---|
| エネルギー | 446 kcal |
| タンパク質 | 21.5 g |
| 食塩相当量 | 2.5 g |
| カリウム | 433 mg |
| リン | 264 mg |
| 炭水化物 | 59.5 g |
| 脂質 | 11.6 g |
| 食物繊維 | 5.1 g |

さっぱり味でスルスル入る

## 鶏肉とハクサイの春雨麺

野菜量 60ｇ

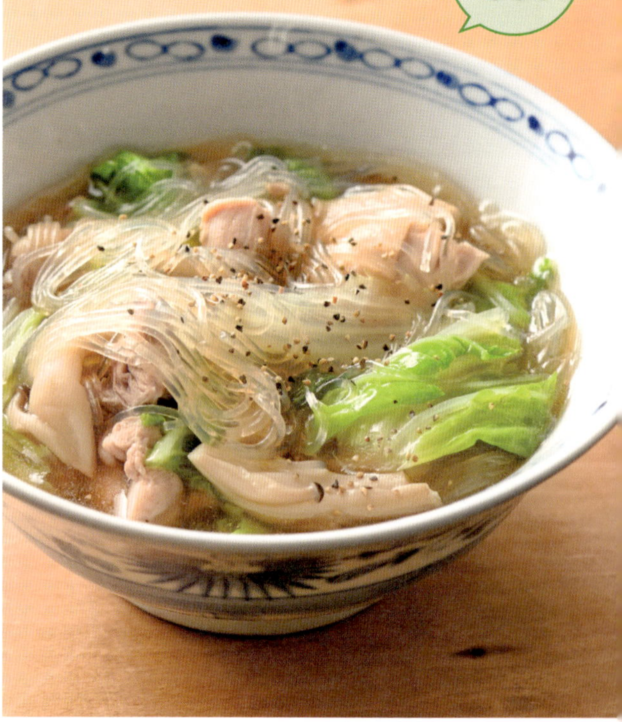

材料（1人分）

- 春雨（乾）…50ｇ
- 鶏もも肉（皮つき）…60ｇ
- ハクサイ…60ｇ
- シメジ…20ｇ
- Ⓐ
  - 酒…大さじ1
  - しょうゆ…小さじ1
  - オイスターソース…小さじ⅔
  - 顆粒鶏ガラだし…小さじ⅓
  - 水…300ｍL
- 黒こしょう（粗びき）…少々

作り方

1. 鶏肉は一口大に切る。ハクサイは幅2㎝・長さ3㎝のそぎ切り、シメジは石づきを取って小房に分ける。
2. 鍋にⒶを入れて中火にかけ、煮立ったら1を加えてひと煮立ちさせる。アクが出たら、すくう。
3. 2に春雨を加え、ふたをして2～3分煮る。
4. 春雨がやわらかくなったら火を止めて器に盛り、黒こしょうをふる。

DATA

| エネルギー | タンパク質 | 食塩相当量 |
|---|---|---|
| 326 kcal | 11.7ｇ | 1.9ｇ |

| カリウム | リン | 炭水化物 | 脂質 | 食物繊維 |
|---|---|---|---|---|
| 430㎎ | 164㎎ | 44.4ｇ | 8.4ｇ | 3.4ｇ |

具だくさんのやさしい塩味

## 太平燕（タイピーエン）

野菜量 100ｇ

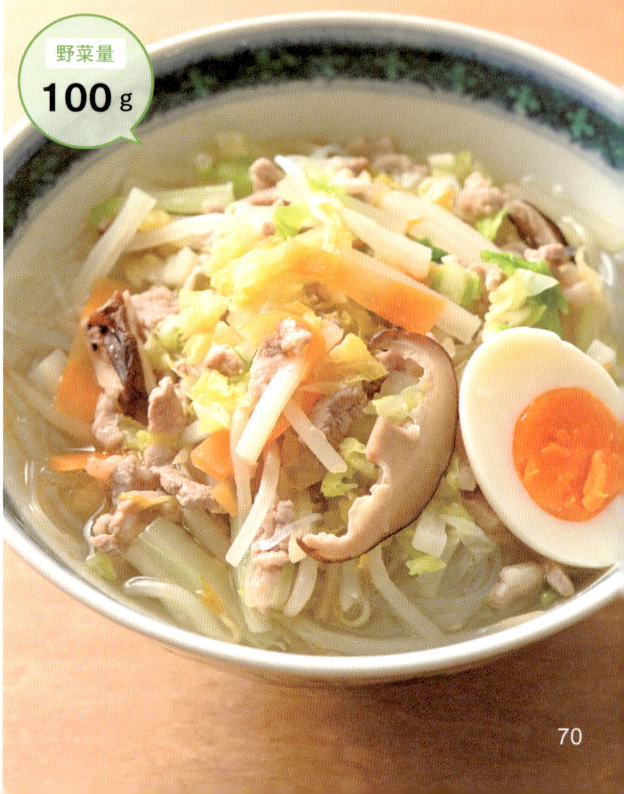

材料（1人分）

- 春雨（乾）…50ｇ
- 豚肩ロース薄切り肉…60ｇ
- ハクサイ…60ｇ
- ニンジン…10ｇ
- モヤシ…30ｇ
- 干しシイタケ（スライス）…3ｇ
- サラダ油…小さじ1
- Ⓐ
  - 酒…大さじ1
  - 顆粒鶏ガラだし…小さじ⅔
  - 水…300ｍL
- 塩…1ｇ
- ごま油…小さじ½
- ゆで卵…½個

作り方

1. 豚肉は細切り、ハクサイとニンジンは4㎝長さの細切りにする。
2. 深めのフライパンにサラダ油を熱し、1とモヤシを入れて炒め、Ⓐと干しシイタケを加えてひと煮立ちさせる。
3. 2に春雨と塩を加え、ふたをして2～3分煮る。火を止め、ごま油を加える。
4. 3を器に盛り、ゆで卵をのせる。

DATA

| エネルギー | タンパク質 | 食塩相当量 |
|---|---|---|
| 444 kcal | 13.2ｇ | 2.1ｇ |

| カリウム | リン | 炭水化物 | 脂質 | 食物繊維 |
|---|---|---|---|---|
| 485㎎ | 188㎎ | 47.4ｇ | 19.5ｇ | 4.9ｇ |

トマトの酸味と甘みが味の決め手

# 鶏手羽元の春雨麺 ショウガ風味

野菜量
**75 g**

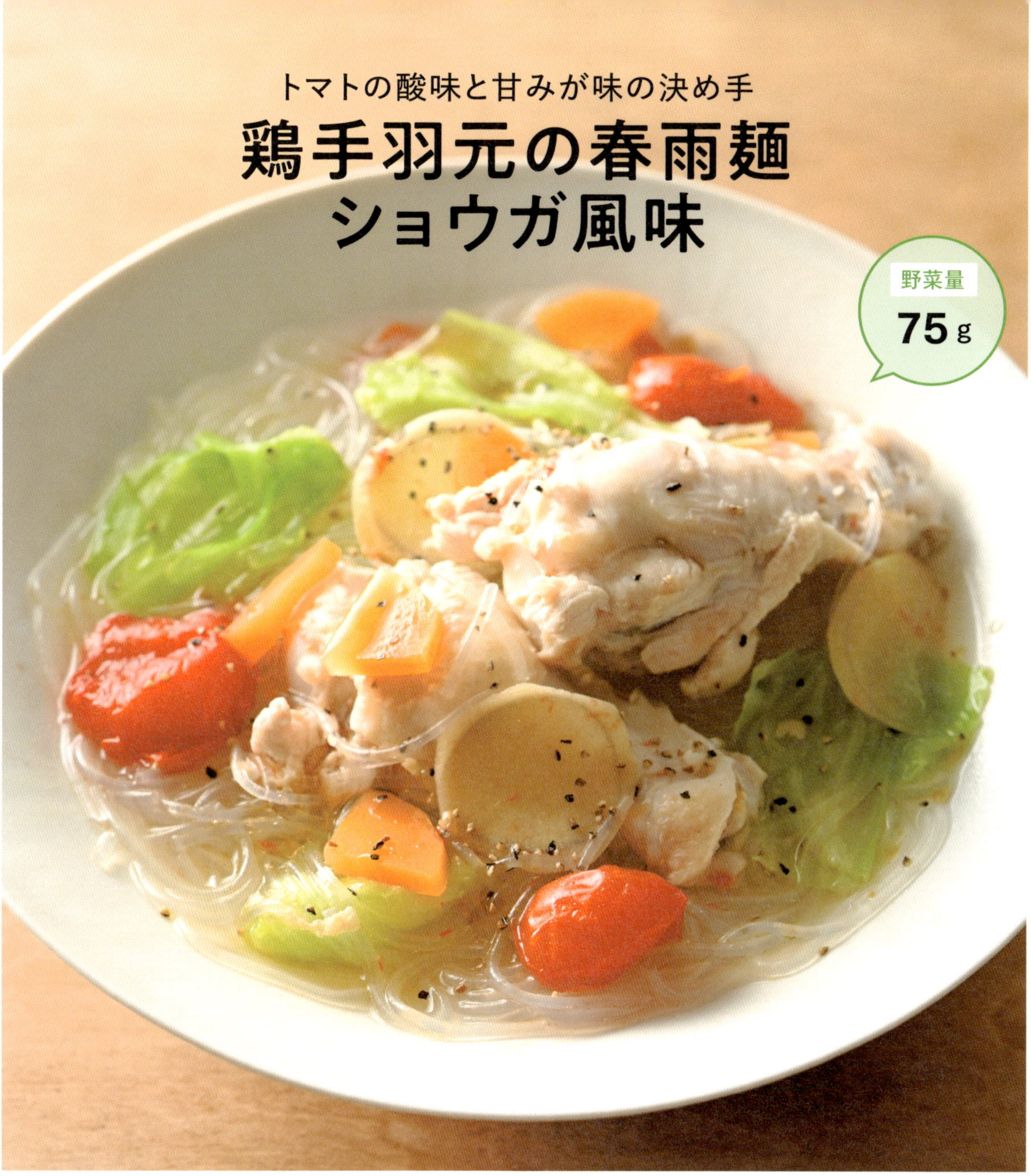

### 材料（1人分）

春雨（乾）…50ｇ
手羽元…２本（正味84ｇ）
キャベツ…30ｇ
ミニトマト…３個
ニンジン…10ｇ
Ⓐ［ショウガ（薄切り）…5ｇ
　 水…350ｍL
Ⓑ［顆粒鶏ガラだし…小さじ½
　 塩…１ｇ
ごま油…小さじ½
黒こしょう（粗びき）…少々

### 作り方

1 キャベツは一口大、ニンジンはいちょう切り、ミニトマトは縦半分に切る。
2 深めのフライパンに手羽元を入れて中火にかけ、転がすように焼き色をつけて、Ⓐを加える。
3 アクが出たらすくいながら中火で3～4分煮、キャベツ、ニンジン、Ⓑを加える。肉に火が通るまで２～３分煮る。
4 3にミニトマトと春雨を加え、ふたをして２～３分煮る。火を止めて、ごま油を加える。
5 4を器に盛り、黒こしょうをふる。

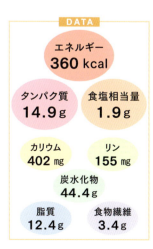

### DATA

| | |
|---|---|
| エネルギー | 360 kcal |
| タンパク質 | 14.9ｇ |
| 食塩相当量 | 1.9ｇ |
| カリウム | 402 mg |
| リン | 155 mg |
| 炭水化物 | 44.4ｇ |
| 脂質 | 12.4ｇ |
| 食物繊維 | 3.4ｇ |

彩り豊かで目にもおいしい

## 春雨の冷麺

野菜量 130g

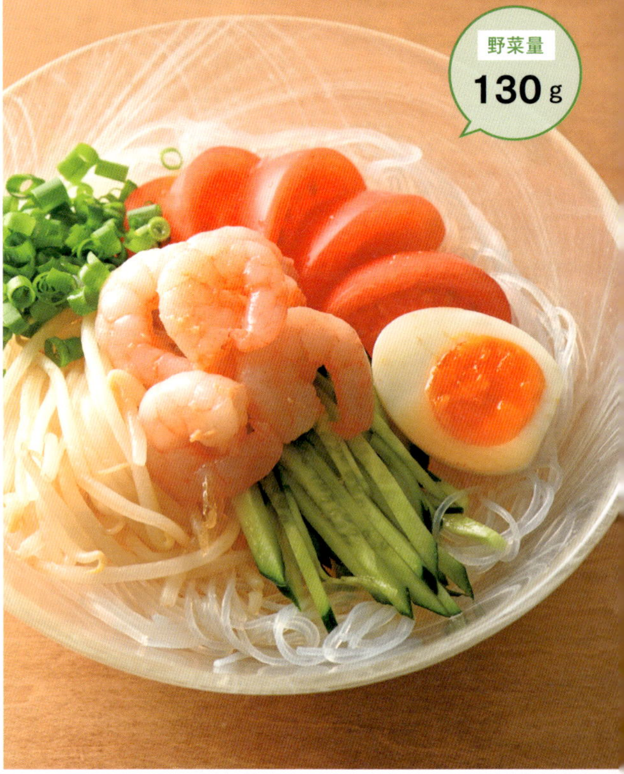

材料（1人分）

春雨（乾）…50g
キュウリ…30g
トマト…30g
モヤシ…60g
むきエビ…30g
ゆで卵…½個
青ネギ（小口切り）…5g
Ⓐ 砂糖…小さじ½
　顆粒鶏ガラだし…小さじ⅓
　酒…小さじ1
　水…20mL
Ⓑ 酢…大さじ1
　しょうゆ…小さじ1と⅓
　ショウガ（すりおろして搾る）…5g

作り方

1 キュウリはせん切り、トマトはくし形切りにし、モヤシはゆでる。
2 鍋にⒶとむきエビを入れて火にかける。エビに火が通ったら火を止めて、エビを取り出す。
3 2の鍋にⒷを加えてよく混ぜ、冷やす。
4 春雨をゆでて冷水で冷やし、水気をよく切って器に盛る。
5 4に3をかけ、1、エビ、ゆで卵、青ネギをのせる。

DATA

| エネルギー | タンパク質 | 食塩相当量 |
|---|---|---|
| 280 kcal | 9.7g | 1.8g |

| カリウム | リン | 炭水化物 | 脂質 | 食物繊維 |
|---|---|---|---|---|
| 357 mg | 168 mg | 49.1g | 2.7g | 3.7g |

細切りの白菜と昆布で食感が楽しい

## チャプチェ

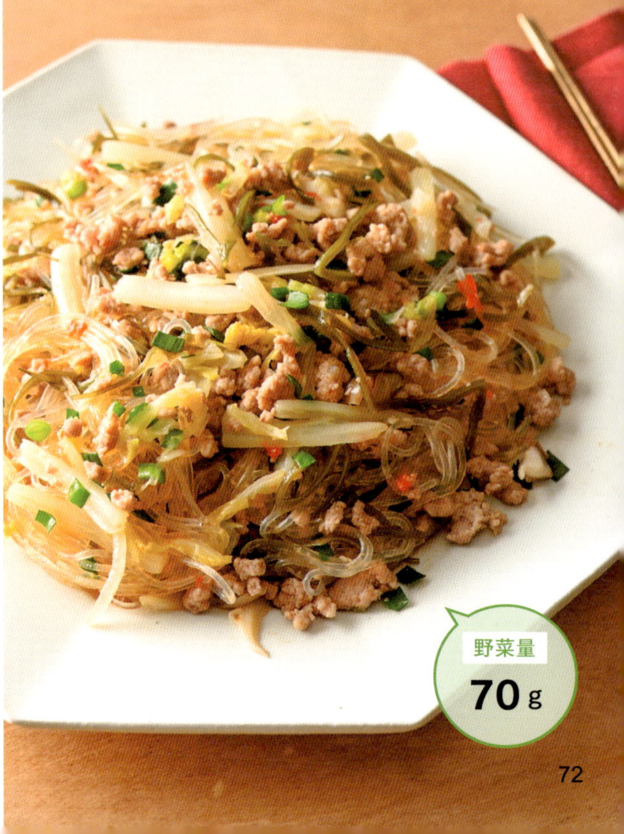

野菜量 70g

材料（1人分）

春雨（乾）…50g
豚ひき肉…60g
ハクサイ…60g
シメジ…15g
ニラ…10g
サラダ油…小さじ1
Ⓐ 切り昆布…2g
　酒…大さじ½
　水…100mL
顆粒鶏ガラだし…小さじ⅓
Ⓑ しょうゆ…小さじ1
　砂糖…小さじ⅕
豆板醤…小さじ¼

作り方

1 ハクサイは3cm長さの細切りにする。シメジは石づきを取って小房に分け、切り昆布は洗って水気を切り5cm長さに切る。ニラは小口切りにする。
2 フライパンにサラダ油を熱し、ひき肉、ハクサイ、シメジを炒め、Ⓐを加える。
3 ひと煮立ちしたら鶏ガラだし、春雨を加え2～3分煮る。
4 3にⒷを加え、炒めながら煮る。
5 汁がなくなったらニラと豆板醤を加え、さっと炒めて火を止める。

DATA

| エネルギー | タンパク質 | 食塩相当量 |
|---|---|---|
| 367 kcal | 11.0g | 1.9g |

| カリウム | リン | 炭水化物 | 脂質 | 食物繊維 |
|---|---|---|---|---|
| 619 mg | 134 mg | 44.1g | 13.8g | 4.4g |

第３章

～足りない食品をプラスできるお手軽メニュー～

# 麺に組み合わせるおかず

麺メニューだけで足りない食品は、

こちらのレシピから選んでプラスしましょう。

「野菜（約60ｇ）」のレシピと

「主菜材料＋野菜（約60ｇ）」のレシピがあります。

飽きがこないよう、素材や味つけにも気を配りました。

ビュッフェのように組み合わせを楽しんでください。

# ストック野菜のすすめ

レシピで使用する野菜は、先にゆでてストックしておくと便利です。
ゆでると、野菜のかさが減るので、生よりたくさん食べられます。

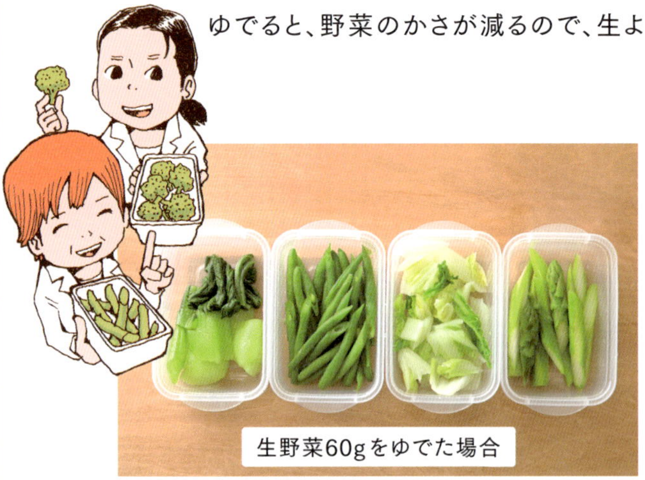


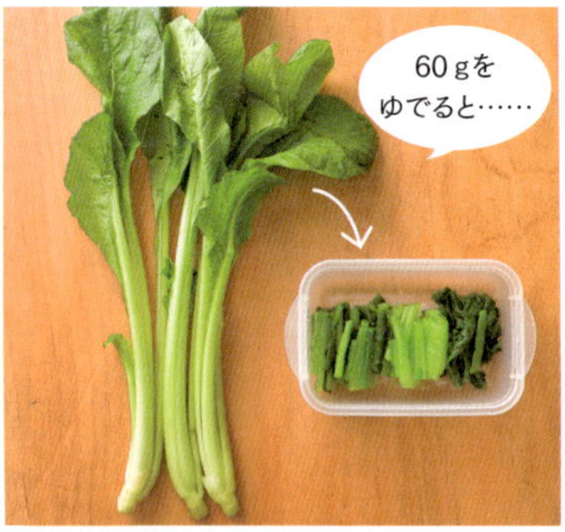


## 野菜１日３５０g以上！

２０００年に、現在の厚生労働省が始めた「21世紀における国民健康づくり運動」によって、現在、成人１日の野菜摂取量の目標は３５０g以上とされています。さらに、そのうち１２０gは緑黄色野菜から、２３０gは淡色野菜から摂るのが望ましいとされます。

これから紹介するレシピは、野菜60gを基本に作られています。麺料理を食べるさいは、麺と組み合わせて１食あたり１００〜１２０gの野菜摂取を目指しましょう。

そのさい、野菜をゆでてストックしておくと、とても便利です。１２０gの野菜を電子レンジ６００Wで１分30秒加熱するのでもOKです。

## 生野菜とゆで野菜のカリウム量の比較

| 淡色野菜　60g | 生 | ゆでると |
|---|---|---|
| モヤシ | 41mg | 12mg |
| キャベツ | 120mg | 49mg |
| ハクサイ | 132mg | 69mg |

| 緑黄色野菜　60g | 生 | ゆでると |
|---|---|---|
| アスパラガス | 162mg | 150mg |
| サヤインゲン | 156mg | 152mg |
| チンゲンサイ | 156mg | 107mg |
| ホウレンソウ | 414mg | 206mg |
| コマツナ | 300mg | 74mg |
| ブロッコリー | 276mg | 140mg |
| ニンジン | 162mg | 125mg |

野菜はゆでるとカリウムの量が減ります。医師の指示でカリウム制限のある方はゆでた後のカリウム量を参考にしてください。

ストック野菜で

削り節の風味が広がる

## グリーンアスパラのおかか和え

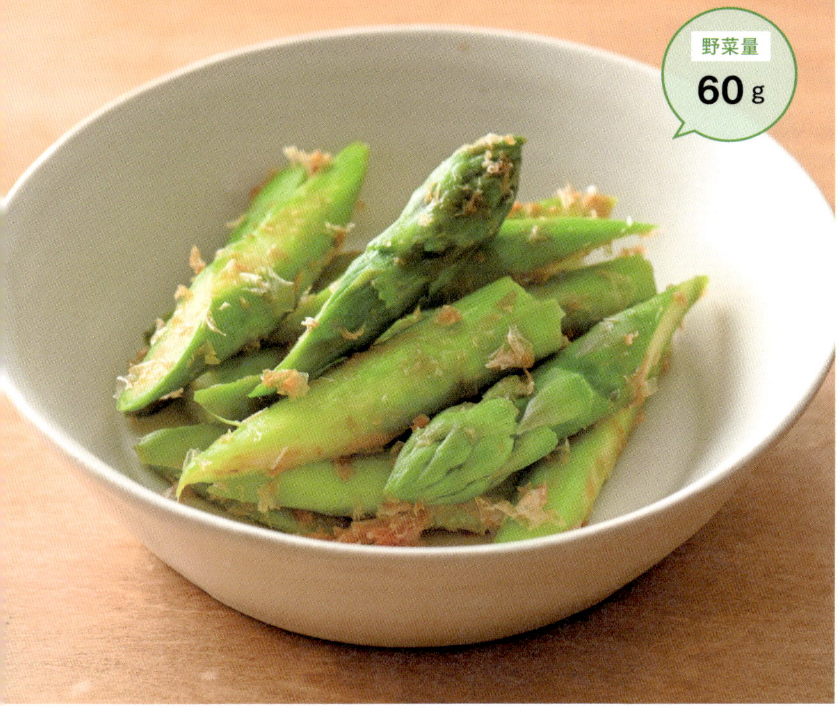

野菜量 60g

**材料**（1人分）

グリーンアスパラガス…60g
しょうゆ…小さじ1/3
削り節…1.3g

**作り方**

1 グリーンアスパラガスは3cm長さに切り、熱湯で2～3分ゆでて水気を切る。
2 1をしょうゆ、削り節の順に和える。

DATA

| エネルギー | タンパク質 | 食塩相当量 | カリウム | リン | 炭水化物 | 脂質 | 食物繊維 |
|---|---|---|---|---|---|---|---|
| 18kcal | 2.0g | 0.3g | 180mg | 48mg | 1.6g | 0.1g | 1.1g |

のりと削り節でダブルのうま味

## ホウレンソウの磯辺和え

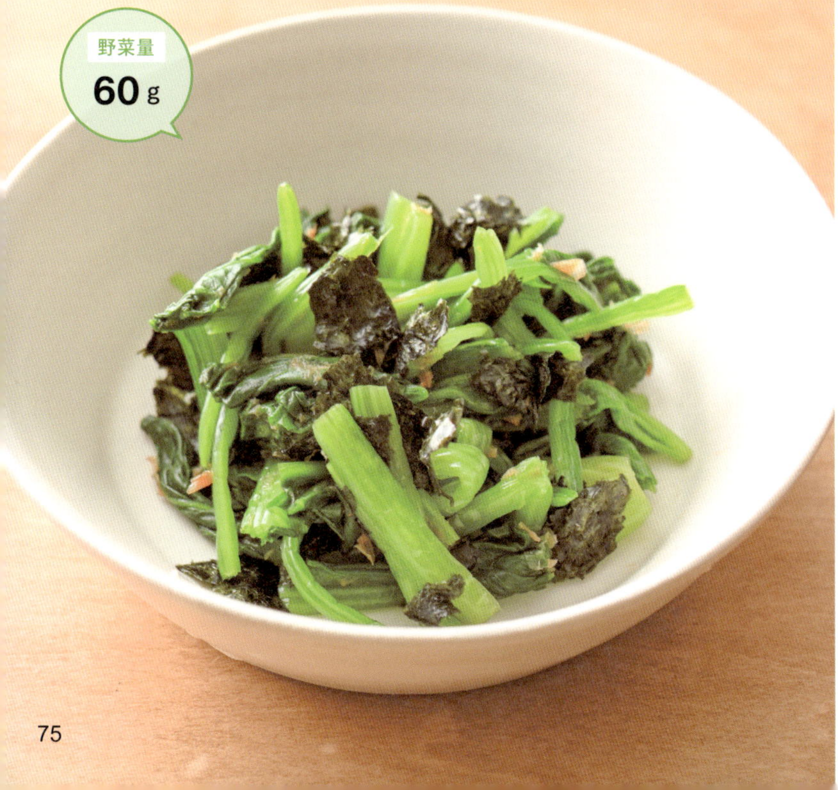

野菜量 60g

**材料**（1人分）

ホウレンソウ…60g
しょうゆ…小さじ1/3
削り節…0.5g
焼きのり…全形1/4枚

**作り方**

1 ホウレンソウは熱湯でゆでて水に取り、よく絞ってから3cm長さに切る。
2 1をしょうゆ、削り節の順に和える。
3 2を器に盛り、焼きのりを小さくちぎってかける。

DATA

| エネルギー | タンパク質 | 食塩相当量 | カリウム | リン | 炭水化物 | 脂質 | 食物繊維 |
|---|---|---|---|---|---|---|---|
| 16kcal | 1.7g | 0.3g | 444mg | 40mg | 0.6g | 0.1g | 2.0g |

プチプチのいりごまが香ばしい

## キャベツのゴマとおかか和え

野菜量 60g

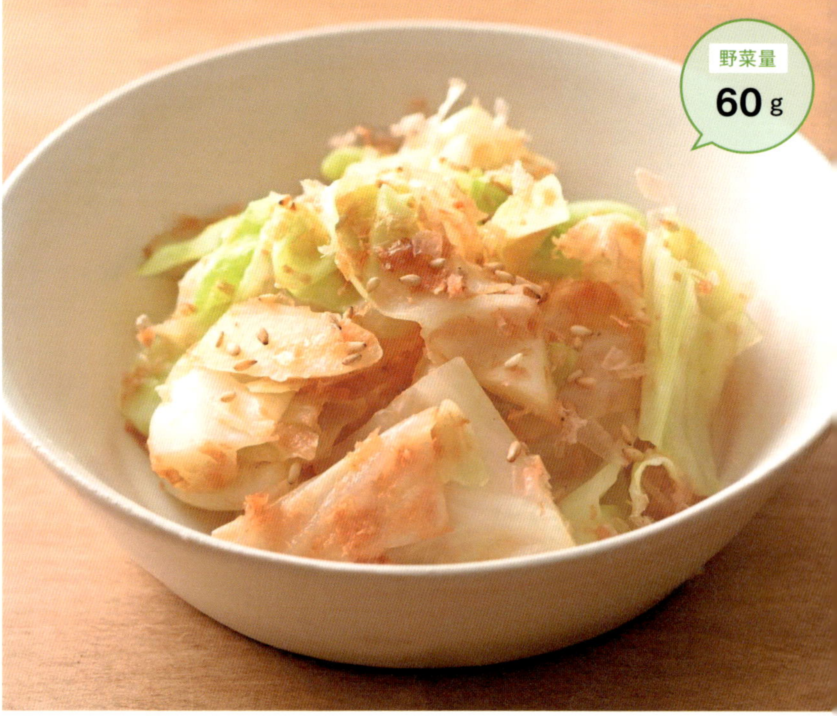

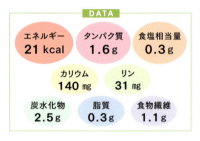

**材料**（1人分）

キャベツ…60g
しょうゆ…小さじ1/3
削り節…1.3g
白いりごま…0.5g

**作り方**

1 キャベツは一口大に切り、熱湯で2〜3分ゆでてざるにあげる。
2 1が冷めたら水気をよく絞り、しょうゆ、削り節の順で和える。
3 器に盛り、ごまをふる。

**DATA**

| エネルギー | タンパク質 | 食塩相当量 | カリウム | リン | 炭水化物 | 脂質 | 食物繊維 |
|---|---|---|---|---|---|---|---|
| 21 kcal | 1.6g | 0.3g | 140 mg | 31 mg | 2.5g | 0.3g | 1.1g |

すりごまとしょうゆの香ばしさが引き立つ

## チンゲンサイのごま和え

野菜量 60g

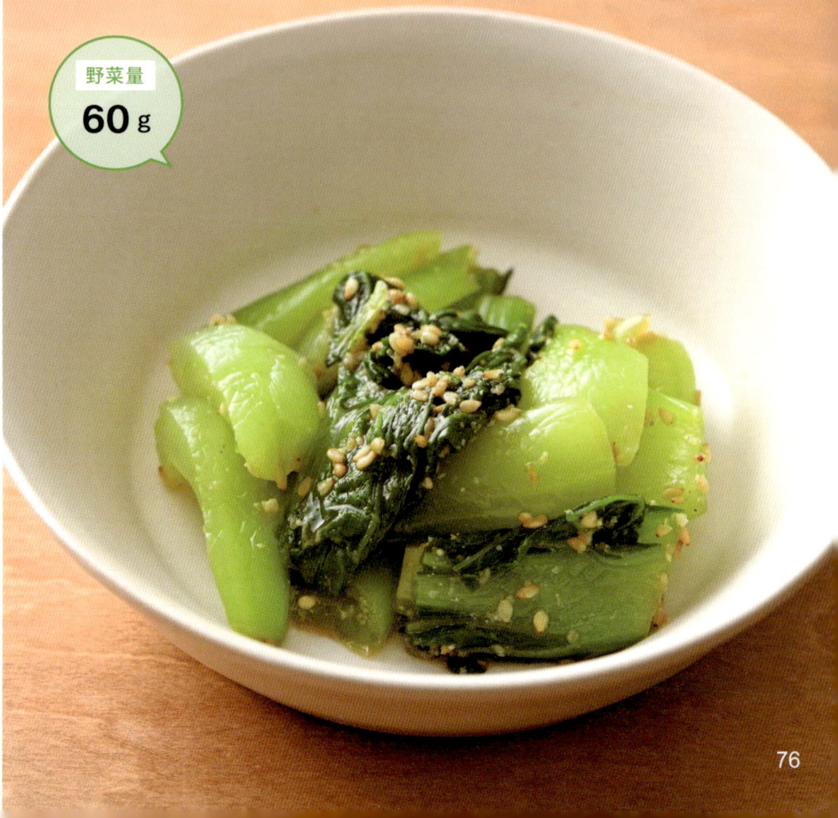

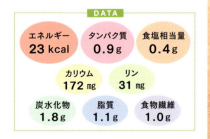

**材料**（1人分）

チンゲンサイ…60g
Ⓐ しょうゆ…小さじ1/3
　 砂糖…小さじ1/3
　 白すりごま…小さじ1

**作り方**

1 チンゲンサイは熱湯でゆでて水にさらし、よく水気を絞って2cm長さに切る。
2 混ぜたⒶを1に加えて和える。

**DATA**

| エネルギー | タンパク質 | 食塩相当量 | カリウム | リン | 炭水化物 | 脂質 | 食物繊維 |
|---|---|---|---|---|---|---|---|
| 23 kcal | 0.9g | 0.4g | 172 mg | 31 mg | 1.8g | 1.1g | 1.0g |

お酢が効いたさっぱり甘味

## ブロッコリーのごま酢和え

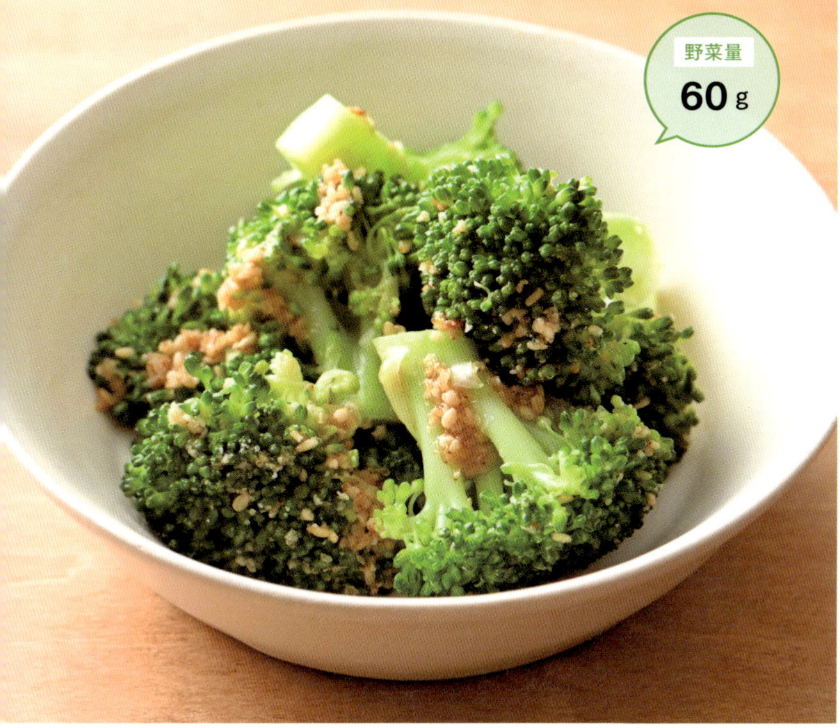

野菜量
60g

**材料**（1人分）

ブロッコリー…60g

Ⓐ
- しょうゆ…小さじ⅓
- 砂糖…小さじ½
- 酢…小さじ2
- 白すりごま…小さじ1と½

**作り方**

1 ブロッコリーは小房に分け、熱湯で2～3分ゆでてざるにあげる。

2 混ぜたⒶを**1**に加えて和える。

DATA

| エネルギー | タンパク質 | 食塩相当量 | カリウム | リン | 炭水化物 | 脂質 | 食物繊維 |
|---|---|---|---|---|---|---|---|
| 52 kcal | 3.0g | 0.3g | 298 mg | 88 mg | 4.1g | 1.7g | 3.4g |

クルミの香ばしさと食感が◎

## サヤインゲンのクルミ和え

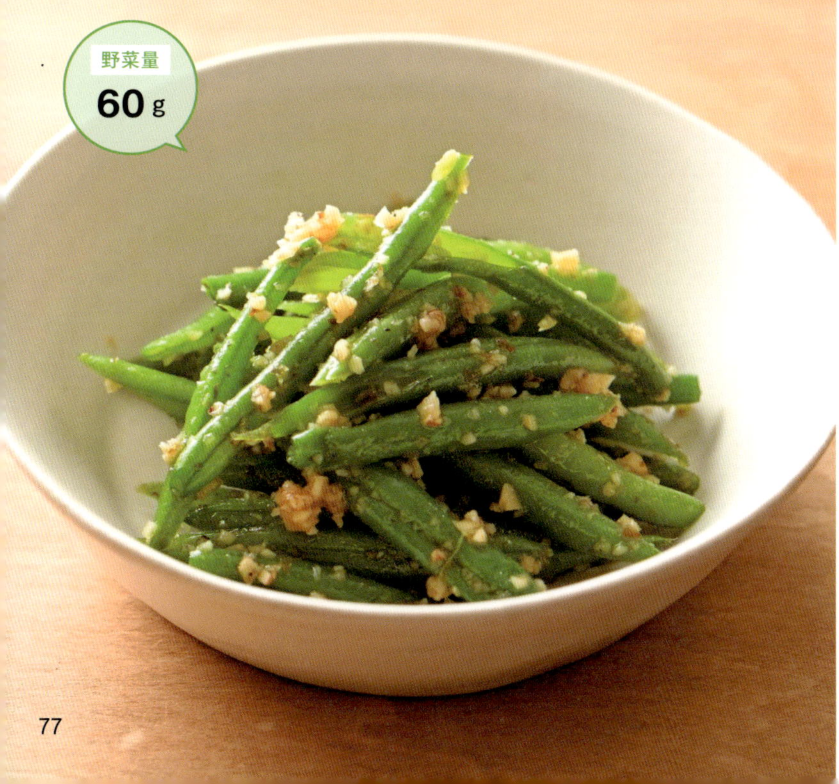

野菜量
60g

**材料**（1人分）

サヤインゲン…60g

クルミ（素焼き）…10g

Ⓐ
- しょうゆ…小さじ⅓
- 砂糖…小さじ⅔

**作り方**

1 サヤインゲンは筋を取って4㎝長さに切り、熱湯で2～3分ゆでてざるにあげる。

2 クルミはポリ袋に入れて、細かくたたいてつぶす。

3 **2**にⒶを加えてよく混ぜ、**1**に加えて和える。

DATA

| エネルギー | タンパク質 | 食塩相当量 | カリウム | リン | 炭水化物 | 脂質 | 食物繊維 |
|---|---|---|---|---|---|---|---|
| 94 kcal | 2.2g | 0.3g | 218 mg | 56 mg | 4.2g | 7.1g | 2.2g |

甘辛さが野菜を引き立てる

# キャベツとニンジンのからし和え（いりごま）

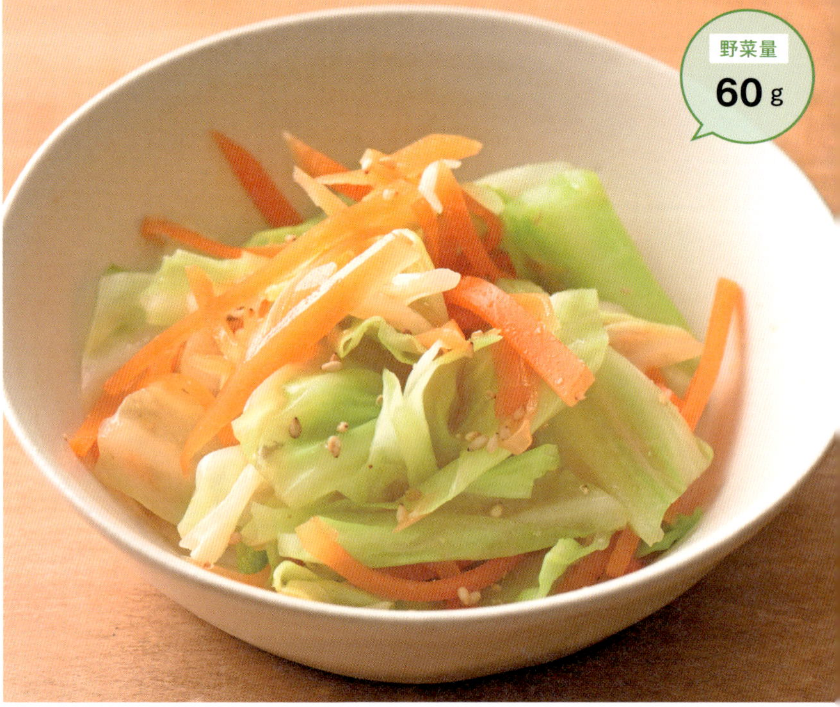


材料（1人分）

キャベツ…40 g
ニンジン…20 g
Ⓐ しょうゆ…小さじ1/3
　砂糖…小さじ1/2
　練りからし…0.5 g
　白いりごま…小さじ1/5

作り方

1 キャベツは一口大に切り、ニンジンはせん切りにする。野菜を熱湯で2～3分ゆでて、ざるにあげる。
2 1が冷めたら水気を絞り、混ぜたⒶを加えて和える。

DATA

| エネルギー | タンパク質 | 食塩相当量 | カリウム | リン | 炭水化物 | 脂質 | 食物繊維 |
|---|---|---|---|---|---|---|---|
| 26 kcal | 0.7 g | 0.3 g | 144 mg | 22 mg | 4.4 g | 0.3 g | 1.3 g |

ユズこしょうのピリッとした辛み！

# ハクサイとミズナのユズこしょう和え

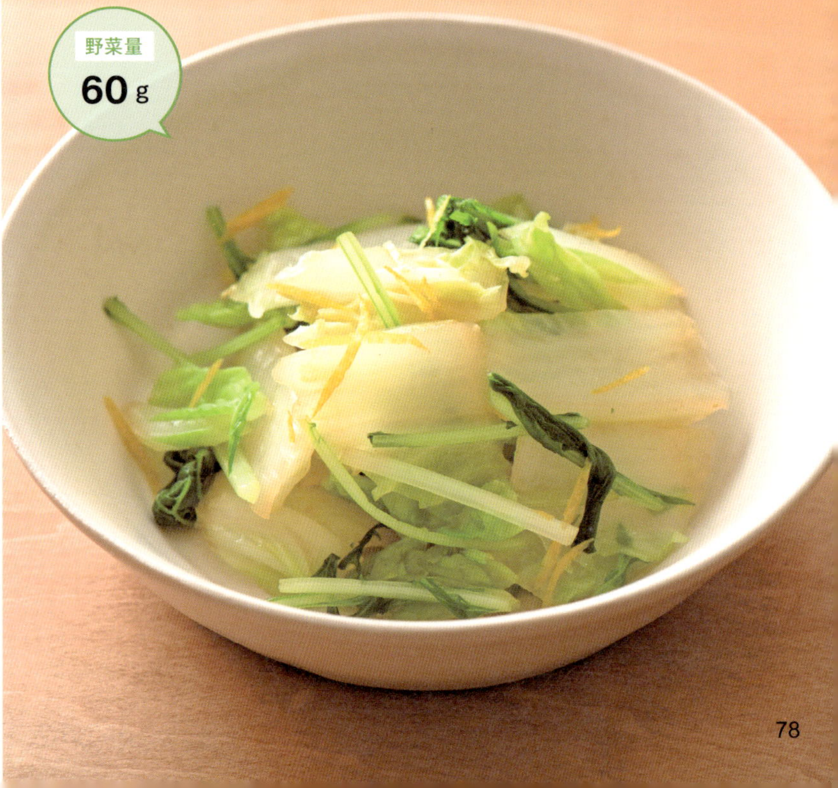


材料（1人分）

ハクサイ…50 g
ミズナ…10 g
ユズの皮（せん切り）…1 g
Ⓐ しょうゆ…小さじ1/5
　ユズこしょう…小さじ1/10

作り方

1 ハクサイは3㎝長さのそぎ切りにし、ミズナは3㎝長さに切る。野菜を熱湯で2～3分ゆでて、ざるにあげる。
2 1が冷めたら水気をよく絞り、Ⓐで和える。
3 2を器に盛り、ユズの皮を散らす。

DATA

| エネルギー | タンパク質 | 食塩相当量 | カリウム | リン | 炭水化物 | 脂質 | 食物繊維 |
|---|---|---|---|---|---|---|---|
| 10 kcal | 0.6 g | 0.3 g | 166 mg | 25 mg | 1.4 g | 0.0 g | 1.1 g |

削り節で味がよくからむ

# モヤシとニラのショウガじょうゆ和え

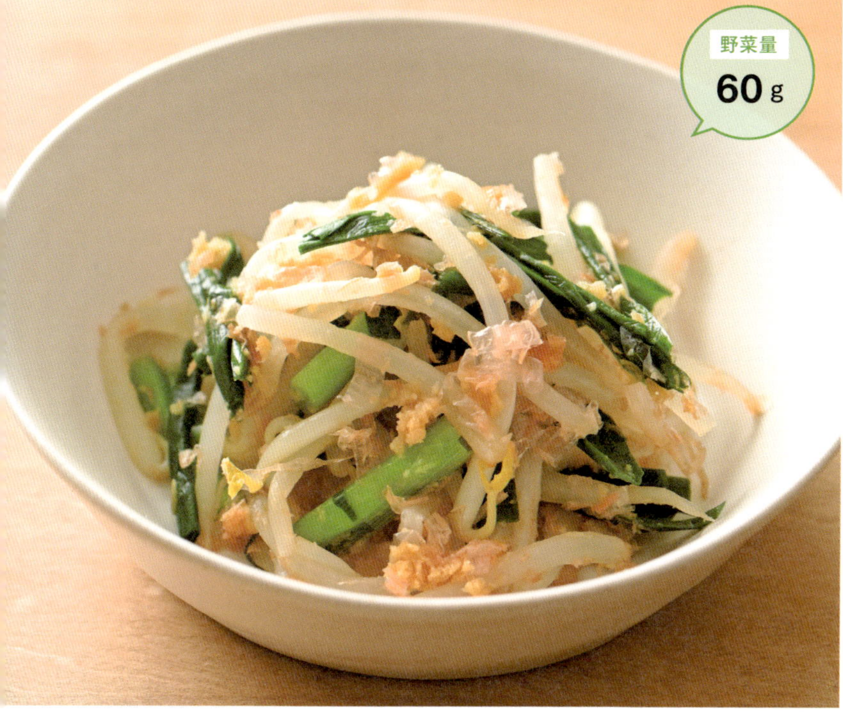

野菜量 60g

材料（1人分）

モヤシ…45g
ニラ…15g
Ⓐ［しょうゆ…小さじ1/3
　ショウガ（すりおろす）…2.5g
削り節…1g

作り方

1 ニラは熱湯で1～2分ゆでて水にさらし、よく絞って3㎝長さに切る。
2 モヤシはラップで包み、電子レンジ(600W)で1分加熱する。
3 1と2をⒶ、削り節の順に和える。

DATA

| エネルギー | タンパク質 | 食塩相当量 | カリウム | リン | 炭水化物 | 脂質 | 食物繊維 |
|---|---|---|---|---|---|---|---|
| 15 kcal | 1.5g | 0.3g | 130 mg | 27 mg | 1.5g | 0.1g | 1.0g |

生野菜で

決め手はのりにからむごま油

# レタスの韓国風サラダ

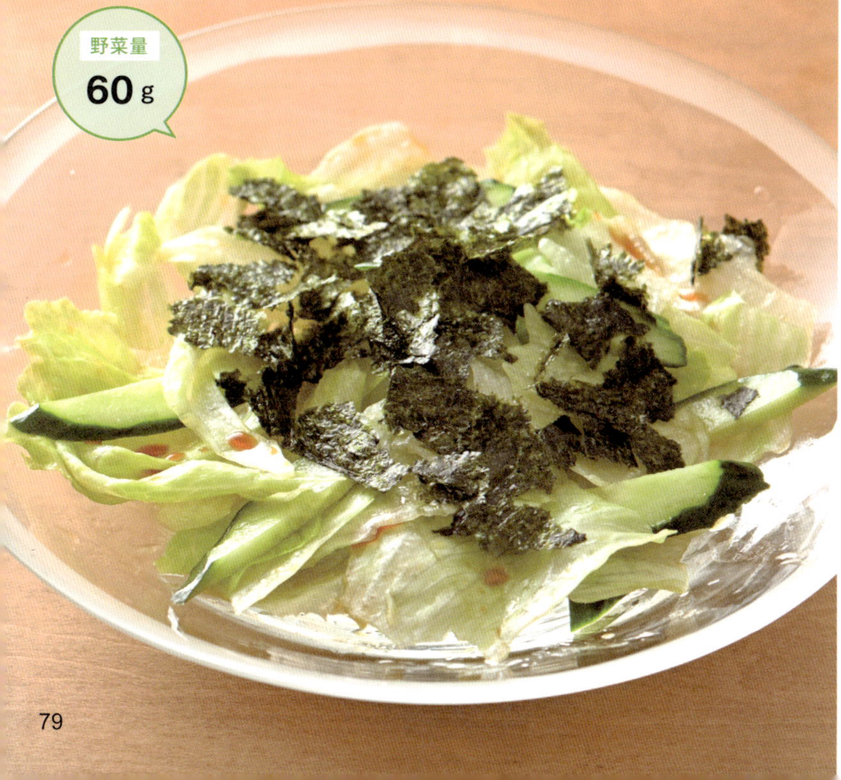

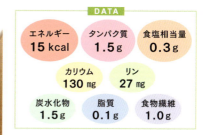

野菜量 60g

材料（1人分）

レタス…40g
キュウリ…20g
ごま油…小さじ1
しょうゆ…小さじ1/3
焼きのり（全形）…1/4枚

作り方

1 レタスは大きめの一口大にちぎり、キュウリは斜め細切りにする。
2 1にごま油をからめ、しょうゆで和える。
3 2を器に盛り、細かくちぎった焼きのりをかける。

DATA

| エネルギー | タンパク質 | 食塩相当量 | カリウム | リン | 炭水化物 | 脂質 | 食物繊維 |
|---|---|---|---|---|---|---|---|
| 46 kcal | 0.7g | 0.3g | 146 mg | 24 mg | 1.5g | 3.9g | 0.9g |

トマトの酸味とハチミツの甘みが絶妙マッチ

## トマトのハニードレッシング

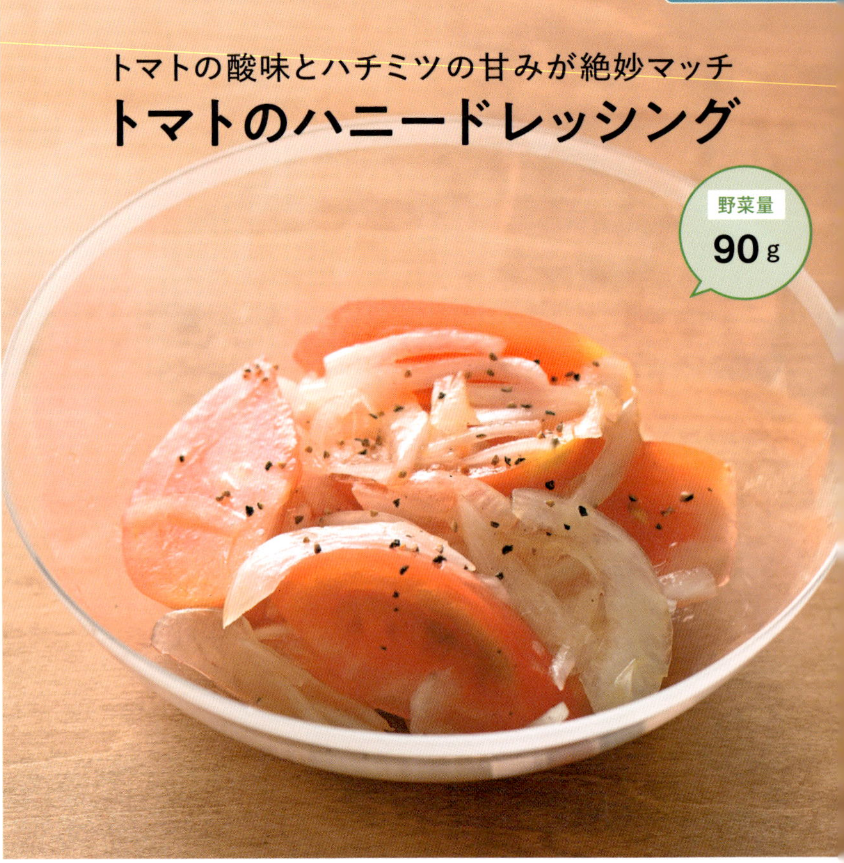


材料（1人分）

トマト…60g
タマネギ…30g
Ⓐ［オリーブオイル・レモン汁
　　…各小さじ1
　ハチミツ…小さじ⅓
　塩…0.2g
黒こしょう（粗びき）…少々

作り方

1 トマトはくし形切りにする。タマネギは薄くスライスして、水にさらす。
2 タマネギの水気を絞り、混ぜたⒶで和える。
3 2にトマトを加えて和え、器に盛って黒こしょうをふる。

DATA

| | | |
|---|---|---|
| エネルギー 66kcal | タンパク質 0.5g | 食塩相当量 0.2g |
| カリウム 178mg | リン 25mg | |
| 炭水化物 6.2g | 脂質 4.0g | 食物繊維 1.1g |

酢でさっぱりとした味わいに

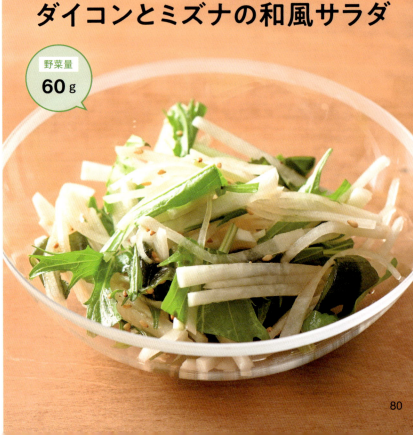

## ダイコンとミズナの和風サラダ

材料（1人分）

ダイコン…50g
ミズナ…10g
わかめ（塩蔵）…戻して10g
白いりごま…小さじ⅓
Ⓐ［サラダ油…小さじ⅔
　酢…小さじ½
　しょうゆ…小さじ⅓

作り方

1 ダイコンは斜め薄切りにしてからせん切り、ミズナは3cm長さに切る。わかめは水で戻して熱湯をかけ、1分置いたら水気を絞って一口大に切る。
2 Ⓐをよく混ぜて1と和える。
3 2を器に盛り、いりごまをふる。

DATA

| | | |
|---|---|---|
| エネルギー 41kcal | タンパク質 0.6g | 食塩相当量 0.3g |
| カリウム 174mg | リン 23mg | |
| 炭水化物 2.2g | 脂質 3.0g | 食物繊維 1.1g |

作りおきで

細く切るから味がよくしみる

# ニンジンのレモンマリネ

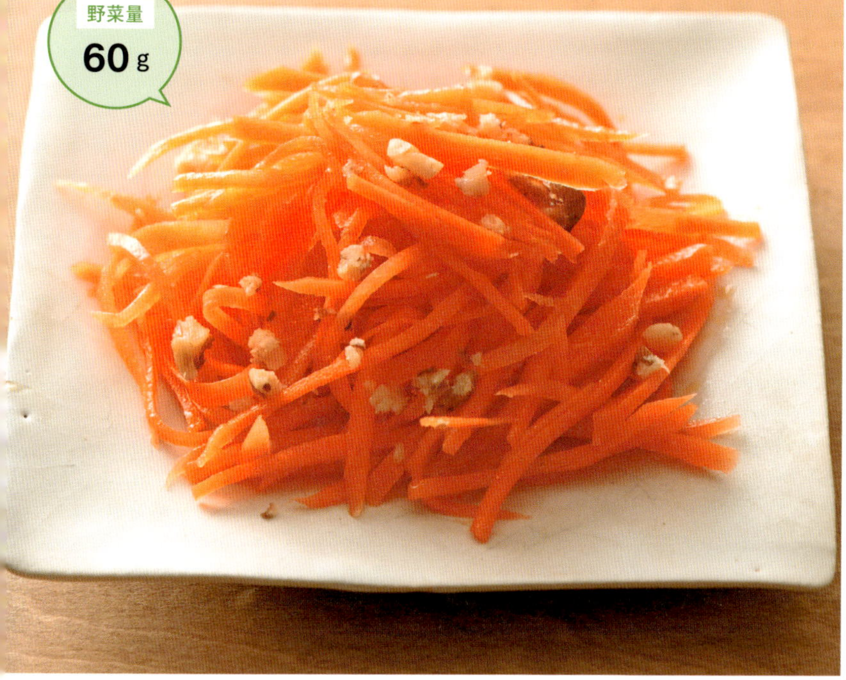

野菜量
60 g

**材料**（1人分）

ニンジン…60 g

Ⓐ サラダ油・酢…各小さじ1
　砂糖…小さじ½
　レモン汁…小さじ½
　塩…0.3 g

クルミ（素焼き）…3 g

**作り方**

1 ニンジンはせん切りにする。

2 保存容器にⒶを入れよく混ぜる。1を加えて和え、3時間以上置く。

3 クルミを小さく砕き、2に入れて和える。

DATA

| エネルギー | タンパク質 | 食塩相当量 | カリウム | リン | 炭水化物 | 脂質 | 食物繊維 |
|---|---|---|---|---|---|---|---|
| 84 kcal | 0.8 g | 0.4 g | 182 mg | 24 mg | 5.5 g | 6.1 g | 1.7 g |

味、食感、彩り、オールオッケー！

# 3色野菜の甘酢漬け

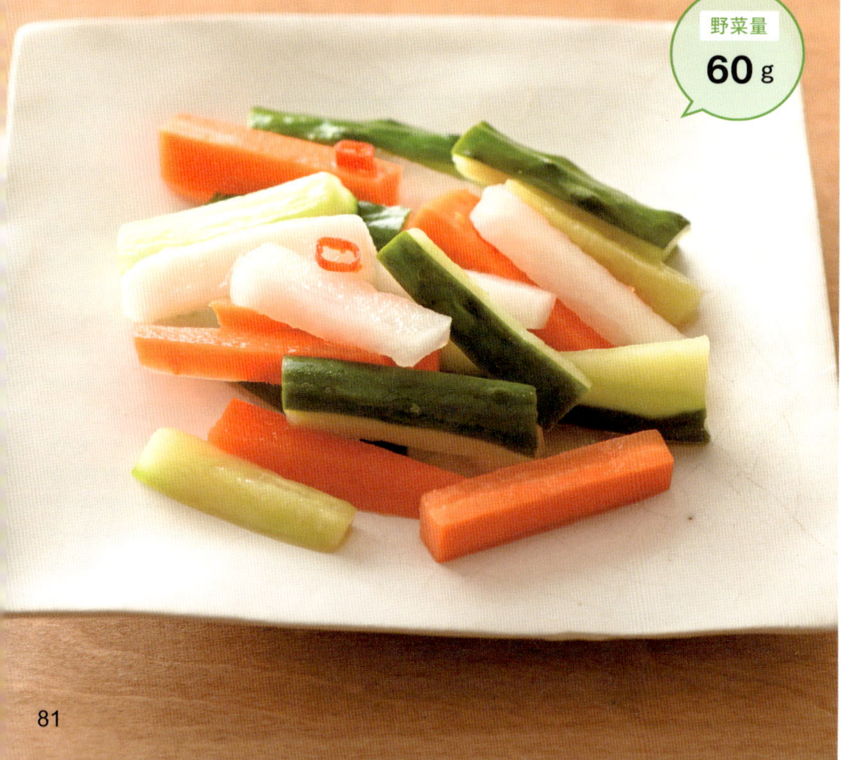

野菜量
60 g

**材料**（1人分）

キュウリ・ニンジン・ダイコン…各20 g

Ⓐ 酢…小さじ2
　砂糖…小さじ1
　塩…0.3 g
　赤トウガラシ（乾／輪切り）…0.1 g

**作り方**

1 キュウリ、ニンジン、ダイコンは、長さ3cm・幅1cmの棒状に切る。

2 耐熱の保存容器にⒶを入れ、ラップをかけ電子レンジ（600W）で30秒加熱する。

3 2に1を入れてよく混ぜ、3時間以上置く。

DATA

| エネルギー | タンパク質 | 食塩相当量 | カリウム | リン | 炭水化物 | 脂質 | 食物繊維 |
|---|---|---|---|---|---|---|---|
| 29 kcal | 0.4 g | 0.3 g | 150 mg | 18 mg | 5.9 g | 0.0 g | 1.1 g |

キュウリで味と食感が楽しくなる

# 切り干しダイコンとキュウリのはりはり漬け

野菜量
40 g

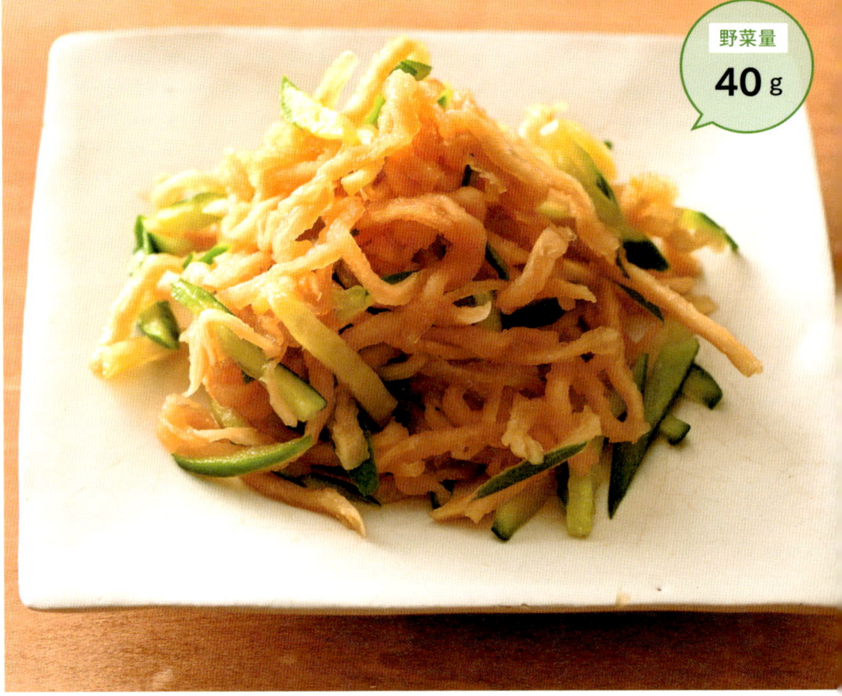

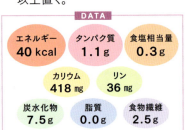

材料（1人分）

切り干しダイコン（乾）…10ｇ
キュウリ…30ｇ
Ⓐ［酢・砂糖…各小さじ½
　しょうゆ…小さじ⅓

作り方

1 切り干しダイコンは水で洗い、4㎝長さに切って熱湯に入れる。加熱し、再沸騰したらざるにあげ、冷ましてからよく絞る。キュウリは3㎝長さの太めのせん切りにする。

2 耐熱の保存容器にⒶを入れてラップをかけ、電子レンジ(600W)で30秒加熱する。

3 2に1を入れてよく混ぜ、3時間以上置く。

DATA

| エネルギー | タンパク質 | 食塩相当量 | カリウム | リン | 炭水化物 | 脂質 | 食物繊維 |
|---|---|---|---|---|---|---|---|
| 40 kcal | 1.1 g | 0.3 g | 418 mg | 36 mg | 7.5 g | 0.0 g | 2.5 g |

甘酸っぱさがお口直しにぴったり

# カブのショウガピクルス

野菜量
63 g

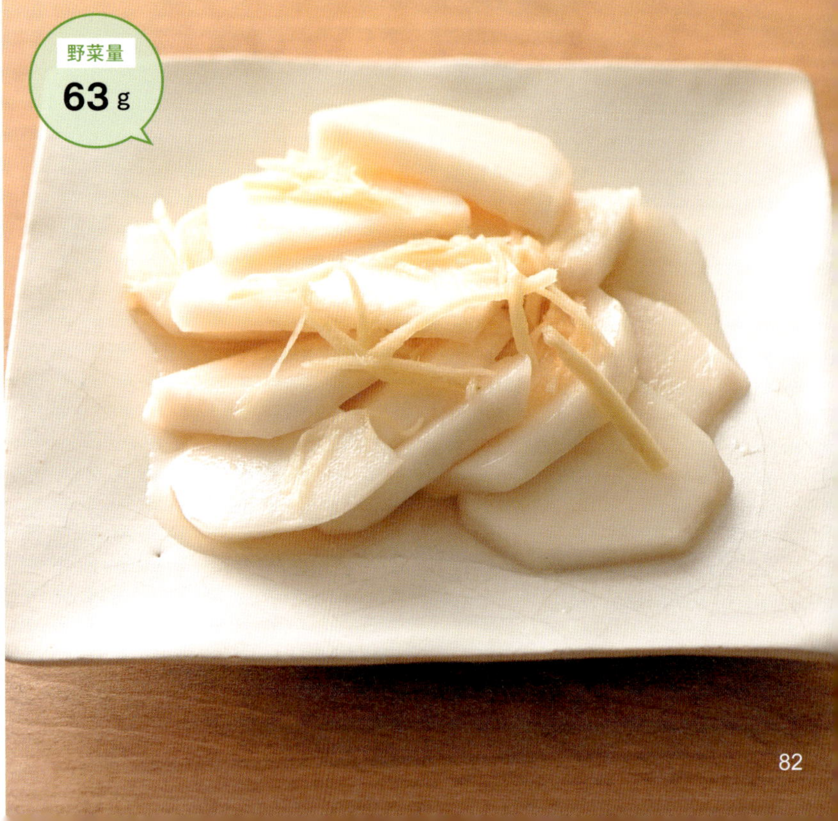

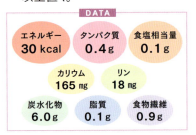

材料（1人分）

カブ…60ｇ
ショウガ…3ｇ
Ⓐ［酢…小さじ2
　レモン汁・砂糖…各小さじ1
　塩…0.1ｇ

作り方

1 カブは皮をむいて縦半分に切り、5㎜厚さの薄切りにする。ショウガは、せん切りにする。

2 耐熱の保存容器にⒶを入れてラップをかけ、電子レンジ(600W)で30秒加熱する。

3 2に1を入れてよく混ぜ、3時間以上置く。

DATA

| エネルギー | タンパク質 | 食塩相当量 | カリウム | リン | 炭水化物 | 脂質 | 食物繊維 |
|---|---|---|---|---|---|---|---|
| 30 kcal | 0.4 g | 0.1 g | 165 mg | 18 mg | 6.0 g | 0.1 g | 0.9 g |

レンチンで

素材を生かしたやさしい味わい

## コマツナとエノキの煮浸し

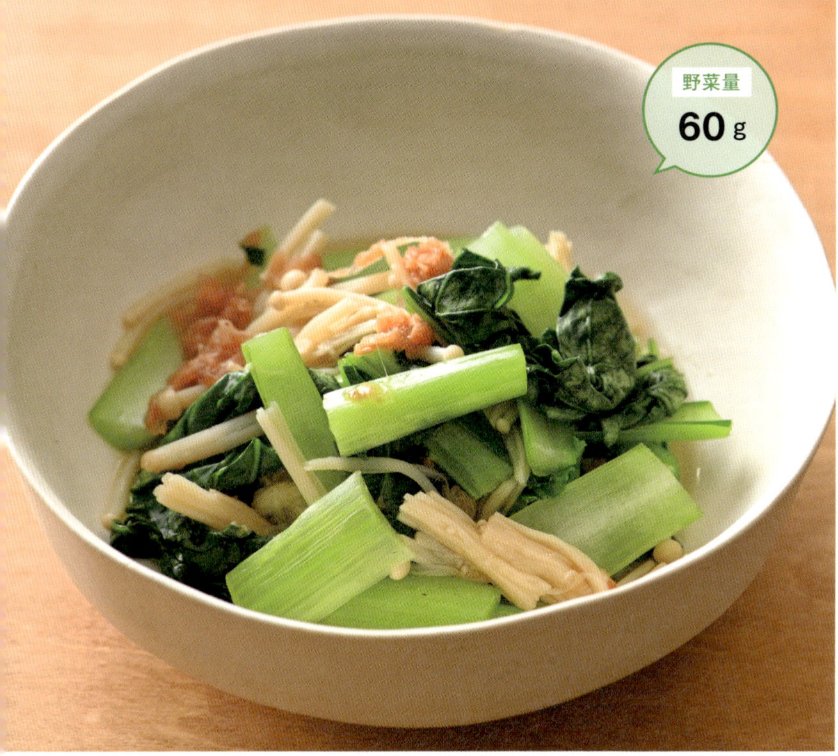


材料（1人分）

コマツナ…60 g
エノキダケ…20 g
Ⓐ しょうゆ…小さじ1/3
　 みりん…小さじ1/3
　 削り節…1 g
　 水…小さじ2

作り方

1 コマツナは3㎝長さに切り、エノキダケは石づきを取って半分の長さに切り、ほぐす。
2 耐熱容器に**1**とⒶを入れて混ぜ、ラップをかけて電子レンジ(600W)で2分加熱する。ラップをしたまま2分蒸らし、よく混ぜる。

DATA

| エネルギー | タンパク質 | 食塩相当量 | カリウム | リン | 炭水化物 | 脂質 | 食物繊維 |
|---|---|---|---|---|---|---|---|
| 24 kcal | 1.9 g | 0.3 g | 384 mg | 59 mg | 2.6 g | 0.1 g | 1.9 g |

野菜の甘みがじんわり

## ハクサイとトマトの中華スープ煮

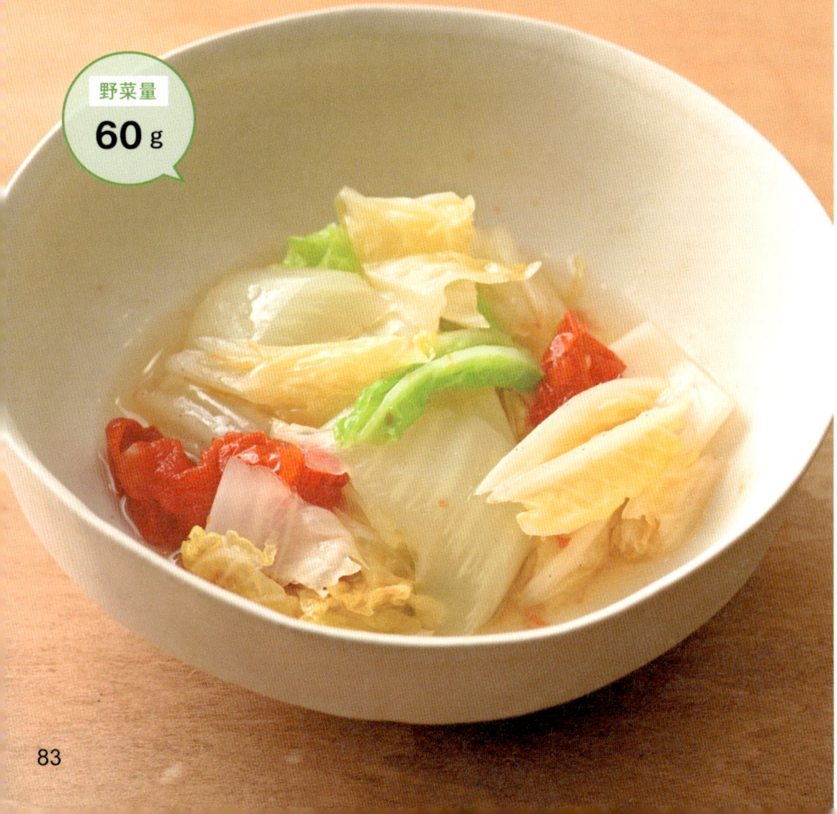


材料（1人分）

ハクサイ…40 g
ミニトマト…2個
Ⓐ 顆粒鶏ガラだし…小さじ1/4
　 水…大さじ1

作り方

1 ハクサイは3㎝長さのそぎ切り、ミニトマトは縦半分に切る。
2 耐熱容器に**1**とⒶを入れて混ぜ、ラップをかけて電子レンジ(600W)で2分加熱する。

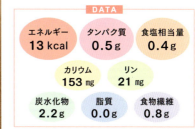

DATA

| エネルギー | タンパク質 | 食塩相当量 | カリウム | リン | 炭水化物 | 脂質 | 食物繊維 |
|---|---|---|---|---|---|---|---|
| 13 kcal | 0.5 g | 0.4 g | 153 mg | 21 mg | 2.2 g | 0.0 g | 0.8 g |

油揚げの旨味たっぷり

## ダイコンと油揚げのコンソメ煮

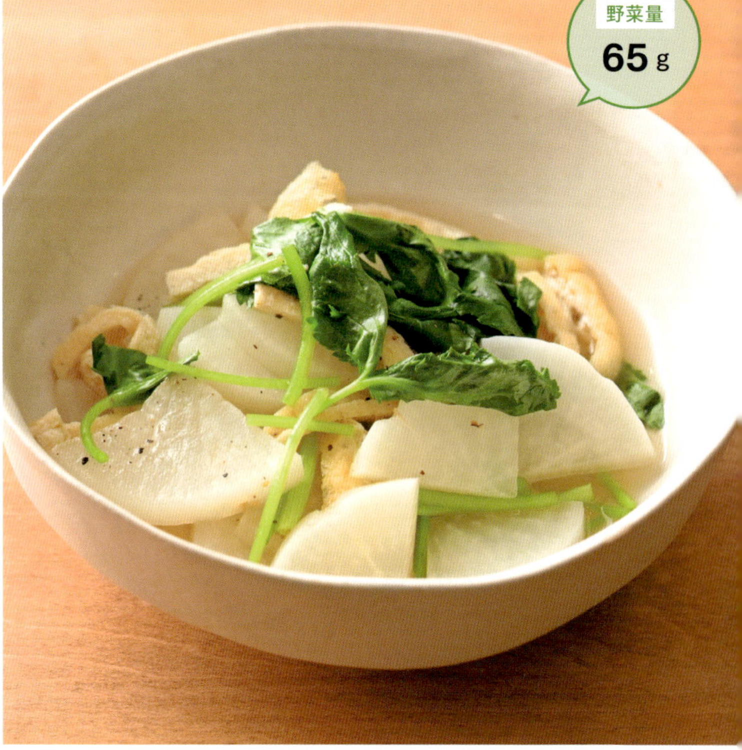

野菜量 65g

**材料**（1人分）

ダイコン…60g

ミツバ…5g

油揚げ…10g

Ⓐ［ 顆粒ブイヨン…小さじ1/6
水…大さじ2
こしょう…少々

**作り方**

1 ダイコンは5㎜厚さのいちょう切りに、ミツバは1㎝長さに切る。油揚げは熱湯を回しかけて縦半分に切り、5㎜幅の短冊に切る。

2 耐熱容器にミツバ以外の**1**とⒶを入れて混ぜ、ラップをかけて電子レンジ(600W)で3分加熱する。ラップをはずしてミツバを入れたら再びラップをかけ、30秒蒸らす。

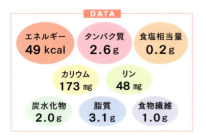

DATA

| エネルギー | タンパク質 | 食塩相当量 | カリウム | リン | 炭水化物 | 脂質 | 食物繊維 |
|---|---|---|---|---|---|---|---|
| 49 kcal | 2.6g | 0.2g | 173㎎ | 48㎎ | 2.0g | 3.1g | 1.0g |

バターのコクと香りがうれしい

## カブのバター煮

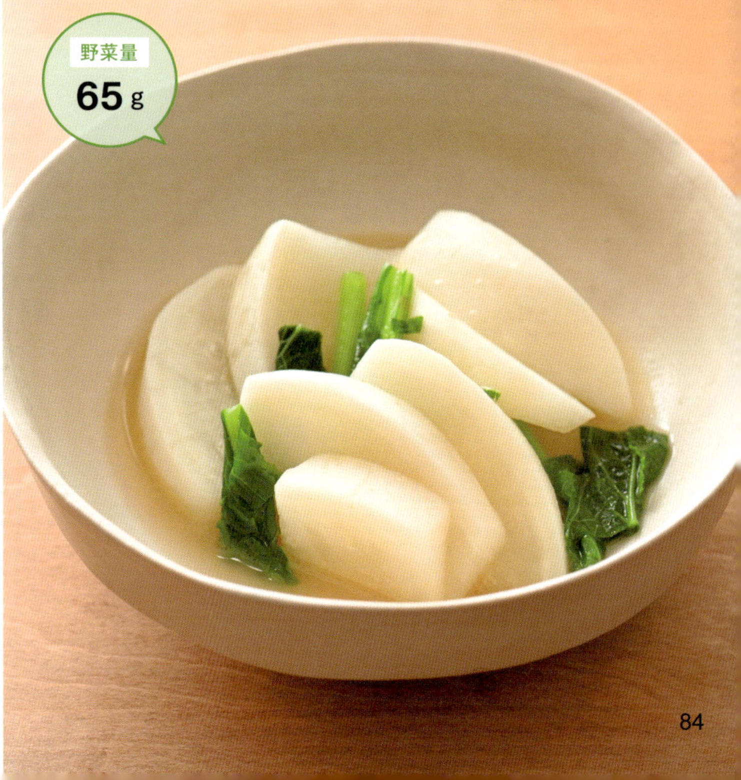

野菜量 65g

**材料**（1人分）

カブ…60g

カブの葉…5g

Ⓐ［ 顆粒ブイヨン…小さじ1/6
バター（有塩）…3g
水…大さじ2

**作り方**

1 カブは皮をむき、6等分のくし形に切る。葉は3㎝長さに切る。

2 耐熱容器に**1**とⒶを入れて混ぜ、ラップをかけて電子レンジ(600W)で2分加熱する。

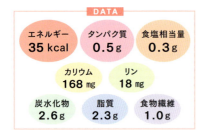

DATA

| エネルギー | タンパク質 | 食塩相当量 | カリウム | リン | 炭水化物 | 脂質 | 食物繊維 |
|---|---|---|---|---|---|---|---|
| 35 kcal | 0.5g | 0.3g | 168㎎ | 18㎎ | 2.6g | 2.3g | 1.0g |

削り節とのりが香る
## 豆腐のサラダ

野菜量
60g

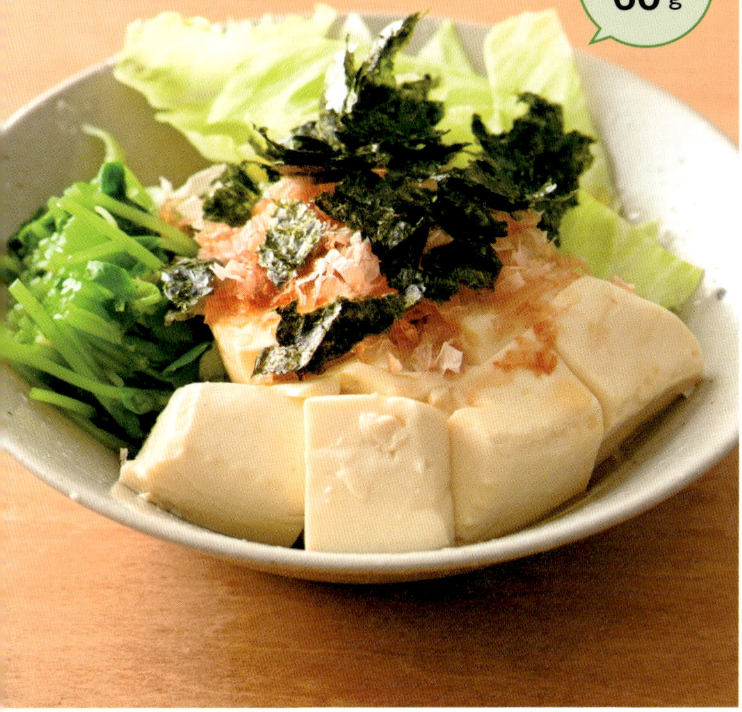

**材料**（1人分）
絹ごし豆腐…100g
レタス…30g
トウミョウ…30g
削り節…2g
ごま油・しょうゆ…各小さじ½
焼きのり（全形）…¼枚

**作り方**
1 豆腐は一口大に切り、電子レンジ（600W）で1分加熱して水気を拭く。
2 レタスは太めのせん切り、トウミョウは1分ゆでて3cm長さに切る。
3 器にレタス、トウミョウ、豆腐を盛る。
4 削り節、ごま油、しょうゆの順にかけ、ちぎった焼きのりをかける。

※トウミョウの代わりに青菜のストック野菜を利用してもよい。

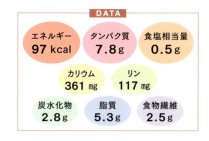

DATA

| エネルギー | タンパク質 | 食塩相当量 | カリウム | リン | 炭水化物 | 脂質 | 食物繊維 |
|---|---|---|---|---|---|---|---|
| 97kcal | 7.8g | 0.5g | 361mg | 117mg | 2.8g | 5.3g | 2.5g |

野菜のうまみが豆腐にしみる
## 豆腐と彩り野菜のスープ煮

野菜量
63g

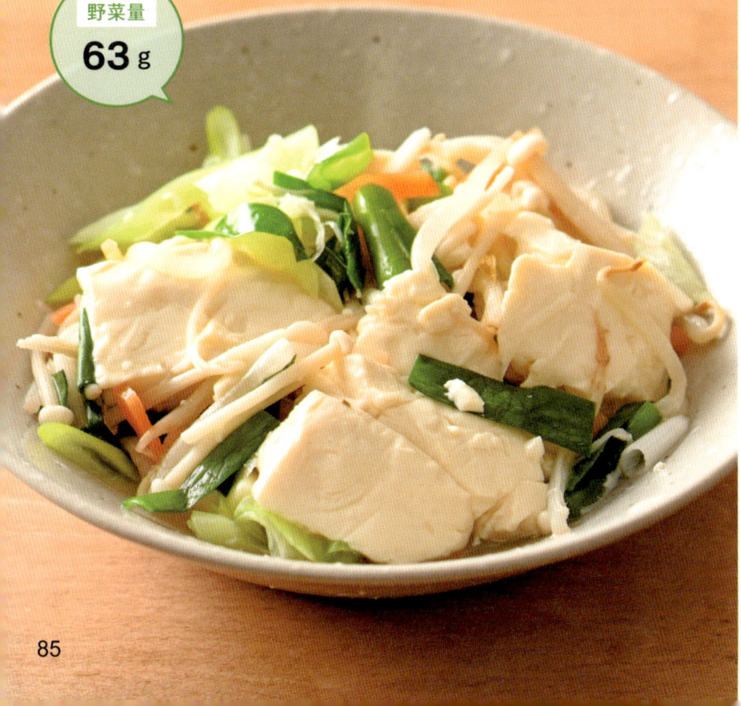

**材料**（1人分）
絹ごし豆腐…100g
長ネギ…15g
ニンジン…3g
ニラ…10g
エノキダケ…20g
モヤシ…35g
顆粒鶏ガラだし
…小さじ⅓

**作り方**
1 豆腐は4等分に切り、1cm厚さに切る。
2 長ネギ、ニンジンはせん切り、ニラは3cm長さ、エノキダケは石づきを取って半分の長さに切り、ほぐす。
3 耐熱容器に豆腐を入れ、2とモヤシを広げてのせる。鶏ガラだしをふってラップをかけ、電子レンジ（600W）で3分加熱する。

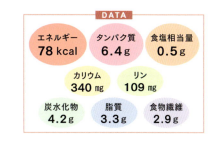

DATA

| エネルギー | タンパク質 | 食塩相当量 | カリウム | リン | 炭水化物 | 脂質 | 食物繊維 |
|---|---|---|---|---|---|---|---|
| 78kcal | 6.4g | 0.5g | 340mg | 109mg | 4.2g | 3.3g | 2.9g |

切り干しダイコンがダイズと野菜のまとめ役

# ダイズのコールスローサラダ

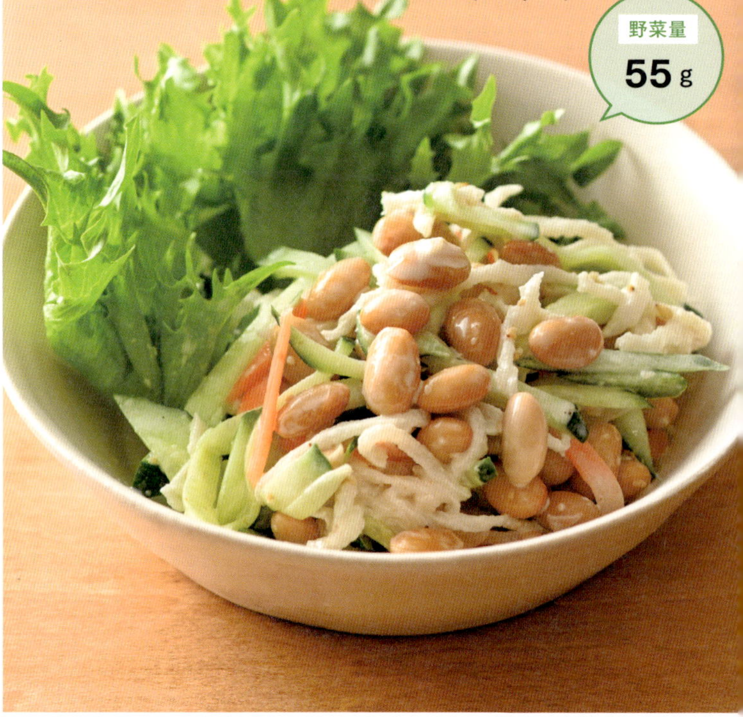


材料（1人分）

ダイズ水煮缶…40g
切り干しダイコン（乾）…5g
ニンジン…10g
キュウリ…30g
リーフレタス…10g
塩…0.1g

Ⓐ
マヨネーズ…小さじ2
サラダ油…小さじ½
酢…小さじ½
砂糖…小さじ⅓
白すりごま…小さじ½

作り方

1 切り干しダイコンは水で戻して熱湯をかけ、5～6cm長さに切って水気を絞る。
2 ニンジン、キュウリはせん切りにして塩をふり、しばらく置いたら水気を絞って1と合わせる。
3 Ⓐをよく混ぜて2、ダイズの順に和える。
4 器にリーフレタスを敷き、3を盛る。

DATA

| エネルギー | タンパク質 | 食塩相当量 | カリウム | リン | 炭水化物 | 脂質 | 食物繊維 |
|---|---|---|---|---|---|---|---|
| 154 kcal | 6.1 g | 0.5 g | 417 mg | 108 mg | 5.6 g | 10.8 g | 4.7 g |

トマトのうま味がしみわたる

# ダイズ入りラタトゥイユ

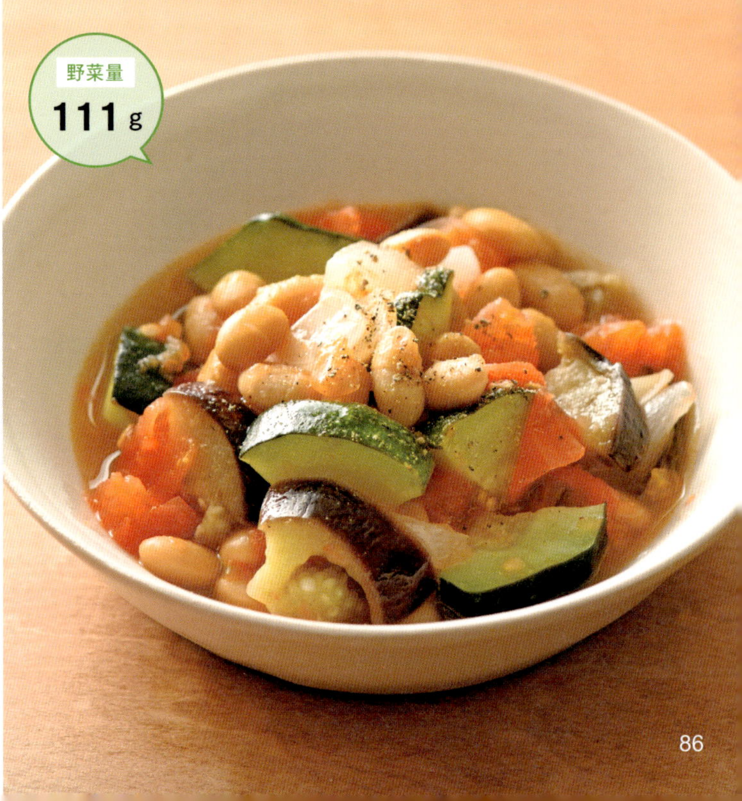


材料（1人分）

ダイズ水煮缶…40g
トマト…60g
タマネギ…10g
ナス…20g
ズッキーニ…20g
ニンニク…1g
バター（有塩）…3g
顆粒ブイヨン…小さじ¼
黒こしょう…少々

作り方

1 トマト、タマネギは1cm角、ナス、ズッキーニは5mm厚さのいちょう切り、ニンニクは薄切りにする。
2 耐熱容器に1とダイズを入れて顆粒ブイヨンを混ぜ、バターをのせて電子レンジ（600W）で4分加熱し、2分蒸らす。
3 器に盛り、黒こしょうをふる。

DATA

| エネルギー | タンパク質 | 食塩相当量 | カリウム | リン | 炭水化物 | 脂質 | 食物繊維 |
|---|---|---|---|---|---|---|---|
| 96 kcal | 5.8 g | 0.6 g | 357 mg | 103 mg | 4.8 g | 4.9 g | 4.2 g |

鮮やかな色彩で食欲アップ

# ブロッコリーのミモザサラダ

野菜量 **60g**

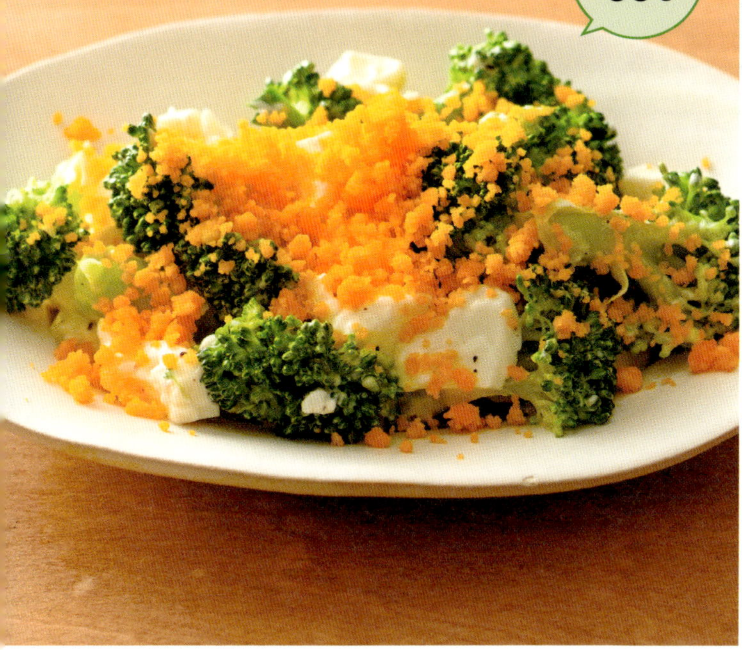

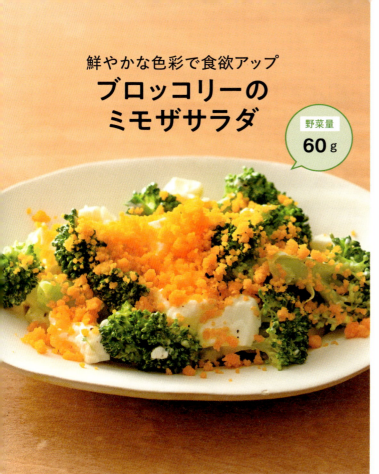

材料（1人分）

ゆで卵…1個

ブロッコリー…60g

マヨネーズ…大さじ1

こしょう…少々

作り方

1 ブロッコリーは小さめの小房に分け、熱湯で2～3分ゆでてざるにあげる。

2 ゆで卵を白身と黄身に分ける。フォークで白身を粗くほぐし、マヨネーズ、こしょうで和える。

3 **1**を**2**の白身で和えて器に盛る。

4 **2**の黄身を細かく砕き、**3**に散らしかける。

DATA

| エネルギー | タンパク質 | 食塩相当量 | カリウム | リン | 炭水化物 | 脂質 | 食物繊維 |
|---|---|---|---|---|---|---|---|
| 173 kcal | 8.2g | 0.4g | 344mg | 160mg | 3.1g | 13.6g | 3.1g |

さっぱりおろしとトマトがよくあう

# 卵のレンジ蒸し

野菜量 **70g**

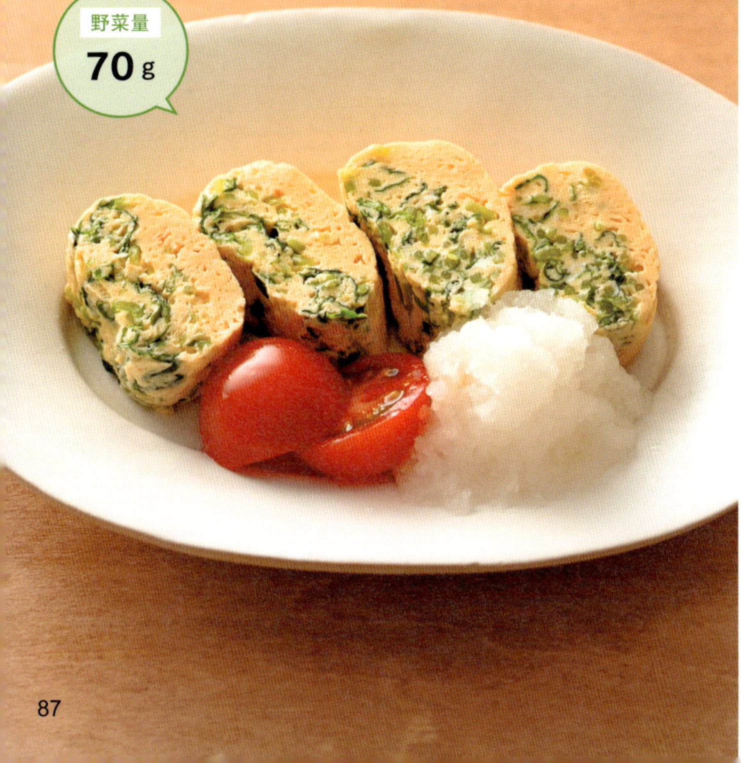

材料（1人分）

卵…1個

トウミョウ…20g

ダイコン（すりおろす）…40g

ミニトマト…1個

Ⓐ みりん…小さじ1

Ⓐ マヨネーズ…小さじ1

Ⓐ しょうゆ…小さじ⅕

作り方

1 トウミョウは1cm長さに切る。

2 溶いた卵にⒶを入れ、よく混ぜたら、**1**を入れてさらに混ぜる。

3 耐熱容器にラップを敷き、**2**を流し入れてラップを合わせ、ふちをねじる。

4 **3**を電子レンジ（600W）で1分30秒加熱する。

5 **4**をラップの合わせ目を下にして冷ます。食べやすい大きさに切って器に盛り、ダイコンおろし、ミニトマトを添える。

※多めに作る場合も1人分ずつレンジに入れて作るのがコツ

DATA

| エネルギー | タンパク質 | 食塩相当量 | カリウム | リン | 炭水化物 | 脂質 | 食物繊維 |
|---|---|---|---|---|---|---|---|
| 128 kcal | 6.5g | 0.5g | 262mg | 112mg | 6.6g | 7.7g | 1.3g |

味つけにもツナが一役!

# ツナのダイコンおろし添え

野菜量 62g

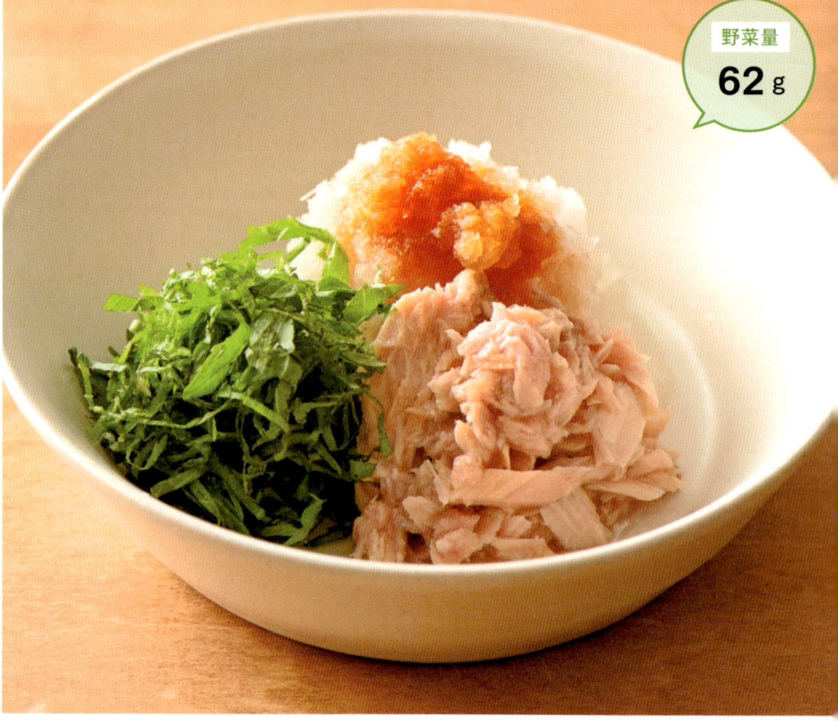

材料（1人分）
ツナ油漬け缶…汁も含めて35g
ダイコン（すりおろす）…60g
大葉…2枚
しょうゆ…小さじ⅓

作り方
1 大葉は縦半分に切ってせん切りにする。
2 ツナの油は軽く切る。
3 器に2とダイコンおろしを盛り、1を添える。
4 食べるときにしょうゆを回しかける。

DATA

| エネルギー | タンパク質 | 食塩相当量 | カリウム | リン | 炭水化物 | 脂質 | 食物繊維 |
| --- | --- | --- | --- | --- | --- | --- | --- |
| 104 kcal | 5.4g | 0.6g | 236mg | 71mg | 3.2g | 7.5g | 0.9g |

ピーマンのわずかな苦みがほどよいアクセント

# ツナとキャベツのレンジ蒸し ユズこしょう風味

野菜量 60g

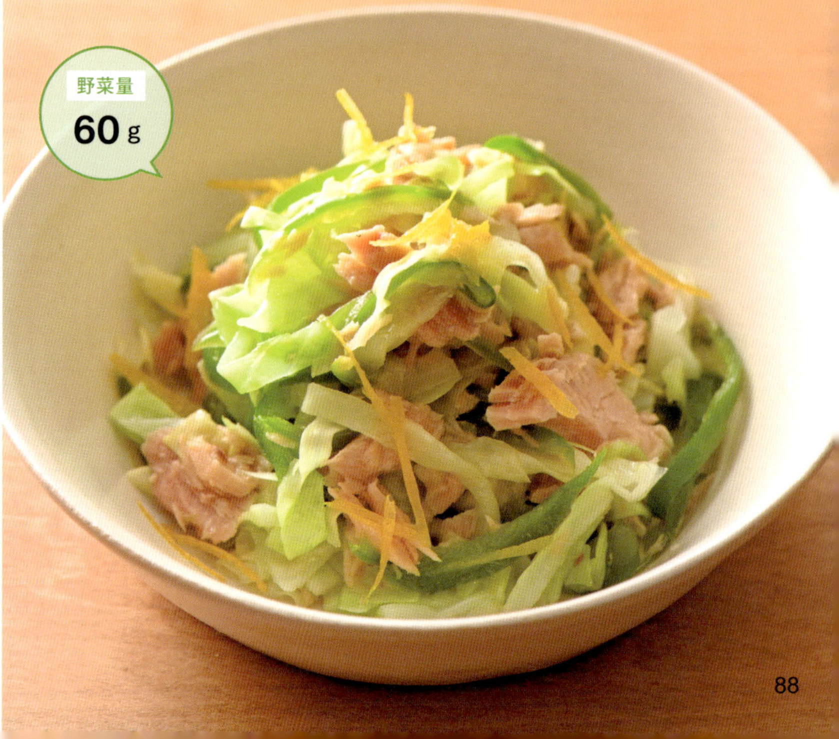

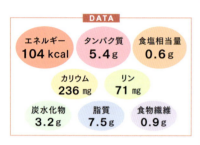

材料（1人分）
ツナ油漬け缶…汁も含めて35g
キャベツ…40g
ピーマン…20g
ユズこしょう…小さじ⅒
ユズの皮（せん切り）…1g

作り方
1 キャベツは太めのせん切り、ピーマンはせん切りにする。
2 耐熱容器に1を入れ、ツナを汁ごとのせ、ラップをかけて電子レンジ（600W）で2分加熱する。
3 2をユズこしょうで和え、ユズの皮を散らす。

DATA

| エネルギー | タンパク質 | 食塩相当量 | カリウム | リン | 炭水化物 | 脂質 | 食物繊維 |
| --- | --- | --- | --- | --- | --- | --- | --- |
| 106 kcal | 5.6g | 0.5g | 202mg | 71mg | 3.4g | 7.5g | 1.3g |

# 数値をチェック！ 料理別の栄養価&野菜量

【中華麺 汁なし】

### 汁なし担々麺…34

野菜量 122.5g

| エネルギー | タンパク質 | 食塩相当量 | カリウム | リン |
|---|---|---|---|---|
| 544 kcal | 24.4g | 2.2g | 554 mg | 241 mg |

【中華麺 汁なし】

### 魚介つけ麺…35

野菜量 55g

| エネルギー | タンパク質 | 食塩相当量 | カリウム | リン |
|---|---|---|---|---|
| 408 kcal | 15.8g | 3.0g | 205 mg | 116 mg |

【中華麺 汁なし】

### 冷やしバンバンジー麺…36

野菜量 75g

| エネルギー | タンパク質 | 食塩相当量 | カリウム | リン |
|---|---|---|---|---|
| 511 kcal | 23.0g | 2.2g | 535 mg | 258 mg |

【中華麺 汁なし】

### 冷やし中華…37

野菜量 40g

| エネルギー | タンパク質 | 食塩相当量 | カリウム | リン |
|---|---|---|---|---|
| 386 kcal | 15.4g | 1.8g | 309 mg | 155 mg |

【中華麺 焼きそば】

### 焼きそば…38

野菜量 80g

| エネルギー | タンパク質 | 食塩相当量 | カリウム | リン |
|---|---|---|---|---|
| 461 kcal | 18.3g | 2.1g | 483 mg | 190 mg |

【中華麺 焼きそば】

### 塩レモン焼きそば…38

野菜量 75g

| エネルギー | タンパク質 | 食塩相当量 | カリウム | リン |
|---|---|---|---|---|
| 475 kcal | 19.1g | 2.1g | 619 mg | 220 mg |

【中華麺 焼きそば】

### あげ焼きそば…39

野菜量 90g

| エネルギー | タンパク質 | 食塩相当量 | カリウム | リン |
|---|---|---|---|---|
| 572 kcal | 20.4g | 2.3g | 616 mg | 253 mg |

【中華麺 焼きそば】

### あんかけ焼きそば…40

野菜量 90g

| エネルギー | タンパク質 | 食塩相当量 | カリウム | リン |
|---|---|---|---|---|
| 508 kcal | 19.2g | 2.3g | 602 mg | 226 mg |

【中華麺 焼きそば】

### 麻婆あんかけ焼きそば…41

野菜量 30g

| エネルギー | タンパク質 | 食塩相当量 | カリウム | リン |
|---|---|---|---|---|
| 494 kcal | 20.0g | 2.1g | 450 mg | 208 mg |

【中華麺 汁あり】

### みそラーメン…26

野菜量 130g

| エネルギー | タンパク質 | 食塩相当量 | カリウム | リン |
|---|---|---|---|---|
| 507 kcal | 22.5g | 2.8g | 604 mg | 197 mg |

【中華麺 汁あり】

### しょうゆラーメン…27

野菜量 50g

| エネルギー | タンパク質 | 食塩相当量 | カリウム | リン |
|---|---|---|---|---|
| 510 kcal | 22.1g | 2.8g | 732 mg | 239 mg |

【中華麺 汁あり】

### 塩ラーメン…28

野菜量 55g

| エネルギー | タンパク質 | 食塩相当量 | カリウム | リン |
|---|---|---|---|---|
| 485 kcal | 22.6g | 2.6g | 528 mg | 222 mg |

【中華麺 汁あり】

### タンメン…29

野菜量 170g

| エネルギー | タンパク質 | 食塩相当量 | カリウム | リン |
|---|---|---|---|---|
| 513 kcal | 20.9g | 2.6g | 586 mg | 208 mg |

【中華麺 汁あり】

### ちゃんぽん風ラーメン…30

野菜量 115g

| エネルギー | タンパク質 | 食塩相当量 | カリウム | リン |
|---|---|---|---|---|
| 539 kcal | 25.6g | 2.3g | 915 mg | 318 mg |

【中華麺 汁あり】

### 白湯(パイタン)ラーメン…31

野菜量 77g

| エネルギー | タンパク質 | 食塩相当量 | カリウム | リン |
|---|---|---|---|---|
| 520 kcal | 26.6g | 2.7g | 596 mg | 272 mg |

【中華麺 汁あり】

### 酸辣湯麺(サンラータンメン)…32

野菜量 100g

| エネルギー | タンパク質 | 食塩相当量 | カリウム | リン |
|---|---|---|---|---|
| 518 kcal | 20.5g | 2.8g | 661 mg | 219 mg |

【中華麺 汁あり】

### サバ缶のカレーラーメン…32

野菜量 65g

| エネルギー | タンパク質 | 食塩相当量 | カリウム | リン |
|---|---|---|---|---|
| 487 kcal | 22.7g | 2.7g | 500 mg | 237 mg |

【中華麺 汁あり】

### 担々麺…33

野菜量 90g

| エネルギー | タンパク質 | 食塩相当量 | カリウム | リン |
|---|---|---|---|---|
| 578 kcal | 25.0g | 2.7g | 661 mg | 257 mg |

【パスタ】

### ツナとシソの和風パスタ…49

野菜量 4.5g

| エネルギー | タンパク質 | 食塩相当量 | カリウム | リン |
|---|---|---|---|---|
| 409 kcal | 15.3g | 1.5g | 170 mg | 170 mg |

【パスタ】

### 和風ボンゴレ…50

野菜量 55g

| エネルギー | タンパク質 | 食塩相当量 | カリウム | リン |
|---|---|---|---|---|
| 390 kcal | 12.2g | 1.3g | 233 mg | 159 mg |

【パスタ】

### バターしょうゆパスタ…50

野菜量 1g

| エネルギー | タンパク質 | 食塩相当量 | カリウム | リン |
|---|---|---|---|---|
| 376 kcal | 13.1g | 2.2g | 307 mg | 213 mg |

【パスタ】

### カルボナーラ…51

野菜量 30g

| エネルギー | タンパク質 | 食塩相当量 | カリウム | リン |
|---|---|---|---|---|
| 550 kcal | 22.6g | 1.9g | 368 mg | 438 mg |

【パスタ】

### ホウレンソウのクリームパスタ…52

野菜量 61g

| エネルギー | タンパク質 | 食塩相当量 | カリウム | リン |
|---|---|---|---|---|
| 461 kcal | 19.5g | 1.9g | 519 mg | 324 mg |

【パスタ】

### 切り昆布とキノコのパスタ…52

野菜量 4g

| エネルギー | タンパク質 | 食塩相当量 | カリウム | リン |
|---|---|---|---|---|
| 398 kcal | 11.1g | 1.4g | 489 mg | 163 mg |

【パスタ】

### 和風ペペロンチーノ…53

野菜量 55g

| エネルギー | タンパク質 | 食塩相当量 | カリウム | リン |
|---|---|---|---|---|
| 478 kcal | 20.9g | 1.5g | 351 mg | 230 mg |

【パスタ】

### 鶏肉とアスパラのユズこしょうパスタ…54

野菜量 57.5g

| エネルギー | タンパク質 | 食塩相当量 | カリウム | リン |
|---|---|---|---|---|
| 438 kcal | 20.7g | 1.2g | 353 mg | 228 mg |

【パスタ】

### 明太豆乳パスタ…55

野菜量 22.5g

| エネルギー | タンパク質 | 食塩相当量 | カリウム | リン |
|---|---|---|---|---|
| 378 kcal | 16.0g | 1.7g | 298 mg | 202 mg |

【パスタ】

### ペンネアラビアータ…56

野菜量 202.5g

| エネルギー | タンパク質 | 食塩相当量 | カリウム | リン |
|---|---|---|---|---|
| 444 kcal | 17.2g | 1.8g | 485 mg | 371 mg |

【中華麺 焼きそば】

### メカジキのあんかけ焼きそば…42

野菜量 100g

| エネルギー | タンパク質 | 食塩相当量 | カリウム | リン |
|---|---|---|---|---|
| 502 kcal | 19.0g | 2.2g | 665 mg | 288 mg |

【米麺】

### 焼きビーフン…43

野菜量 65g

| エネルギー | タンパク質 | 食塩相当量 | カリウム | リン |
|---|---|---|---|---|
| 387 kcal | 16.6g | 2.3g | 618 mg | 207 mg |

【米麺】

### 汁ビーフン…44

野菜量 90g

| エネルギー | タンパク質 | 食塩相当量 | カリウム | リン |
|---|---|---|---|---|
| 582 kcal | 11.9g | 2.2g | 273 mg | 166 mg |

【米麺】

### フォー…44

野菜量 25g

| エネルギー | タンパク質 | 食塩相当量 | カリウム | リン |
|---|---|---|---|---|
| 462 kcal | 14.4g | 2.7g | 300 mg | 173 mg |

【パスタ】

### フレッシュトマトのナポリタン…45

野菜量 142.5g

| エネルギー | タンパク質 | 食塩相当量 | カリウム | リン |
|---|---|---|---|---|
| 454 kcal | 15.1g | 1.7g | 547 mg | 236 mg |

【パスタ】

### ナスとフレッシュトマトのパスタ…46

野菜量 175g

| エネルギー | タンパク質 | 食塩相当量 | カリウム | リン |
|---|---|---|---|---|
| 402 kcal | 15.4g | 1.9g | 467 mg | 233 mg |

【パスタ】

### チーズとフレッシュトマトの冷製パスタ…46

野菜量 84g

| エネルギー | タンパク質 | 食塩相当量 | カリウム | リン |
|---|---|---|---|---|
| 441 kcal | 15.4g | 1.8g | 259 mg | 199 mg |

【パスタ】

### フレッシュトマトのミートソース…47

野菜量 170g

| エネルギー | タンパク質 | 食塩相当量 | カリウム | リン |
|---|---|---|---|---|
| 544 kcal | 22.9g | 1.8g | 823 mg | 259 mg |

【パスタ】

### ミネストローネのスープパスタ…48

野菜量 182g

| エネルギー | タンパク質 | 食塩相当量 | カリウム | リン |
|---|---|---|---|---|
| 419 kcal | 17.4g | 2.4g | 582 mg | 248 mg |

【パスタ】

### ひじきとシュンギクの冷製パスタ…48

野菜量 60g

| エネルギー | タンパク質 | 食塩相当量 | カリウム | リン |
|---|---|---|---|---|
| 430 kcal | 10.9g | 1.4g | 396 mg | 130 mg |

【うどん】
### 厚揚げとキノコのあんかけうどん…64
野菜量 62.5g

| エネルギー | タンパク質 | 食塩相当量 | カリウム | リン |
|---|---|---|---|---|
| 367 kcal | 14.9g | 2.8g | 430mg | 228mg |

【うどん】
### 豚しゃぶサラダうどん…64
野菜量 67g

| エネルギー | タンパク質 | 食塩相当量 | カリウム | リン |
|---|---|---|---|---|
| 357 kcal | 16.4g | 2.7g | 401mg | 196mg |

【そば】
### 肉入りけんちんそば…65
野菜量 62.5g

| エネルギー | タンパク質 | 食塩相当量 | カリウム | リン |
|---|---|---|---|---|
| 449 kcal | 20.4g | 2.6g | 474mg | 330mg |

【そば】
### カレーそば…66
野菜量 20g

| エネルギー | タンパク質 | 食塩相当量 | カリウム | リン |
|---|---|---|---|---|
| 514 kcal | 18.3g | 2.4g | 280mg | 288mg |

【そば】
### ダイコンおろしそば…66
野菜量 80g

| エネルギー | タンパク質 | 食塩相当量 | カリウム | リン |
|---|---|---|---|---|
| 274 kcal | 10.0g | 2.6g | 406mg | 198mg |

【そば】
### ネバネバそば…67
野菜量 16g

| エネルギー | タンパク質 | 食塩相当量 | カリウム | リン |
|---|---|---|---|---|
| 309 kcal | 13.8g | 2.4g | 313mg | 264mg |

【そば】
### 豚肉とネギのつけそば…67
野菜量 20g

| エネルギー | タンパク質 | 食塩相当量 | カリウム | リン |
|---|---|---|---|---|
| 417 kcal | 14.5g | 2.4g | 218mg | 232mg |

【そうめん】
### 豚肉とナスの温かいつけ汁…68
野菜量 83g

| エネルギー | タンパク質 | 食塩相当量 | カリウム | リン |
|---|---|---|---|---|
| 505 kcal | 17.3g | 2.4g | 389mg | 202mg |

【そうめん】
### 冷や汁（そうめん）…69
野菜量 83g

| エネルギー | タンパク質 | 食塩相当量 | カリウム | リン |
|---|---|---|---|---|
| 446 kcal | 21.5g | 2.5g | 433mg | 264mg |

【春雨】
### 鶏肉とハクサイの春雨麺…70
野菜量 60g

| エネルギー | タンパク質 | 食塩相当量 | カリウム | リン |
|---|---|---|---|---|
| 326 kcal | 11.7g | 1.9g | 430mg | 164mg |

【うどん】
### 豚肉と揚げ玉のうどん…57
野菜量 25g

| エネルギー | タンパク質 | 食塩相当量 | カリウム | リン |
|---|---|---|---|---|
| 435 kcal | 18.2g | 2.9g | 338mg | 206mg |

【うどん】
### 月見うどん…58
野菜量 40g

| エネルギー | タンパク質 | 食塩相当量 | カリウム | リン |
|---|---|---|---|---|
| 287 kcal | 11.3g | 2.7g | 290mg | 154mg |

【うどん】
### しっぽくうどん…58
野菜量 103g

| エネルギー | タンパク質 | 食塩相当量 | カリウム | リン |
|---|---|---|---|---|
| 407 kcal | 19.5g | 2.5g | 693mg | 244mg |

【うどん】
### 鶏肉とハクサイのショウガうどん…59
野菜量 92g

| エネルギー | タンパク質 | 食塩相当量 | カリウム | リン |
|---|---|---|---|---|
| 303 kcal | 14.9g | 2.6g | 376mg | 164mg |

【うどん】
### 卵とじショウガうどん…60
野菜量 2.5g

| エネルギー | タンパク質 | 食塩相当量 | カリウム | リン |
|---|---|---|---|---|
| 375 kcal | 21.2g | 2.9g | 378mg | 248mg |

【うどん】
### カレーうどん…60
野菜量 60g

| エネルギー | タンパク質 | 食塩相当量 | カリウム | リン |
|---|---|---|---|---|
| 480 kcal | 13.7g | 2.9g | 347mg | 166mg |

【うどん】
### 豆乳みそ担々うどん…61
野菜量 47g

| エネルギー | タンパク質 | 食塩相当量 | カリウム | リン |
|---|---|---|---|---|
| 447 kcal | 20.4g | 3.0g | 533mg | 201mg |

【うどん】
### みそ煮込みうどん…62
野菜量 120g

| エネルギー | タンパク質 | 食塩相当量 | カリウム | リン |
|---|---|---|---|---|
| 431 kcal | 17.7g | 2.8g | 536mg | 223mg |

【うどん】
### 鍋焼きうどん…62
野菜量 40g

| エネルギー | タンパク質 | 食塩相当量 | カリウム | リン |
|---|---|---|---|---|
| 421 kcal | 22.9g | 2.6g | 559mg | 303mg |

【うどん】
### 焼きうどん…63
野菜量 85g

| エネルギー | タンパク質 | 食塩相当量 | カリウム | リン |
|---|---|---|---|---|
| 395 kcal | 16.2g | 2.1g | 413mg | 183mg |

【おかず：ストック野菜で】
**キャベツとニンジンのからし和え(いりごま)…78**
野菜量 60g

| エネルギー | タンパク質 | 食塩相当量 | カリウム | リン |
|---|---|---|---|---|
| 26 kcal | 0.7g | 0.3g | 144mg | 22mg |

【おかず：ストック野菜で】
**ハクサイとミズナのユズこしょう和え…78**
野菜量 60g

| エネルギー | タンパク質 | 食塩相当量 | カリウム | リン |
|---|---|---|---|---|
| 10 kcal | 0.6g | 0.3g | 166mg | 25mg |

【おかず：ストック野菜で】
**モヤシとニラのショウガじょうゆ和え…79**
野菜量 60g

| エネルギー | タンパク質 | 食塩相当量 | カリウム | リン |
|---|---|---|---|---|
| 15 kcal | 1.5g | 0.3g | 130mg | 27mg |

【おかず：生野菜で】
**レタスの韓国風サラダ…79**
野菜量 60g

| エネルギー | タンパク質 | 食塩相当量 | カリウム | リン |
|---|---|---|---|---|
| 46 kcal | 0.7g | 0.3g | 146mg | 24mg |

【おかず：生野菜で】
**トマトのハニードレッシング…80**
野菜量 90g

| エネルギー | タンパク質 | 食塩相当量 | カリウム | リン |
|---|---|---|---|---|
| 66 kcal | 0.5g | 0.2g | 178mg | 25mg |

【おかず：生野菜で】
**ダイコンとミズナの和風サラダ…80**
野菜量 60g

| エネルギー | タンパク質 | 食塩相当量 | カリウム | リン |
|---|---|---|---|---|
| 41 kcal | 0.6g | 0.3g | 174mg | 23mg |

【おかず：作りおきで】
**ニンジンのレモンマリネ…81**
野菜量 60g

| エネルギー | タンパク質 | 食塩相当量 | カリウム | リン |
|---|---|---|---|---|
| 84 kcal | 0.8g | 0.4g | 182mg | 24mg |

【おかず：作りおきで】
**3色野菜の甘酢漬け…81**
野菜量 60g

| エネルギー | タンパク質 | 食塩相当量 | カリウム | リン |
|---|---|---|---|---|
| 29 kcal | 0.4g | 0.3g | 150mg | 18mg |

【おかず：作りおきで】
**切り干しダイコンとキュウリのはりはり漬け…82**
野菜量 40g

| エネルギー | タンパク質 | 食塩相当量 | カリウム | リン |
|---|---|---|---|---|
| 40 kcal | 1.1g | 0.3g | 418mg | 36mg |

【おかず：作りおきで】
**カブのショウガピクルス…82**
野菜量 63g

| エネルギー | タンパク質 | 食塩相当量 | カリウム | リン |
|---|---|---|---|---|
| 30 kcal | 0.4g | 0.1g | 165mg | 18mg |

【春雨】
**太平燕(タイピーエン)…70**
野菜量 100g

| エネルギー | タンパク質 | 食塩相当量 | カリウム | リン |
|---|---|---|---|---|
| 444 kcal | 13.2g | 2.1g | 485mg | 188mg |

【春雨】
**鶏手羽元の春雨麺 ショウガ風味…71**
野菜量 75g

| エネルギー | タンパク質 | 食塩相当量 | カリウム | リン |
|---|---|---|---|---|
| 360 kcal | 14.9g | 1.9g | 402mg | 155mg |

【春雨】
**春雨の冷麺…72**
野菜量 130g

| エネルギー | タンパク質 | 食塩相当量 | カリウム | リン |
|---|---|---|---|---|
| 280 kcal | 9.7g | 1.8g | 357mg | 168mg |

【春雨】
**チャプチェ…72**
野菜量 70g

| エネルギー | タンパク質 | 食塩相当量 | カリウム | リン |
|---|---|---|---|---|
| 367 kcal | 11.0g | 1.9g | 619mg | 134mg |

【おかず：ストック野菜で】
**グリーンアスパラのおかか和え…75**
野菜量 60g

| エネルギー | タンパク質 | 食塩相当量 | カリウム | リン |
|---|---|---|---|---|
| 18 kcal | 2.0g | 0.3g | 180mg | 48mg |

【おかず：ストック野菜で】
**ホウレンソウの磯辺和え…75**
野菜量 60g

| エネルギー | タンパク質 | 食塩相当量 | カリウム | リン |
|---|---|---|---|---|
| 16 kcal | 1.7g | 0.3g | 444mg | 40mg |

【おかず：ストック野菜で】
**キャベツのゴマとおかか和え…76**
野菜量 60g

| エネルギー | タンパク質 | 食塩相当量 | カリウム | リン |
|---|---|---|---|---|
| 21 kcal | 1.6g | 0.3g | 140mg | 31mg |

【おかず：ストック野菜で】
**チンゲンサイのごま和え…76**
野菜量 60g

| エネルギー | タンパク質 | 食塩相当量 | カリウム | リン |
|---|---|---|---|---|
| 23 kcal | 0.9g | 0.4g | 172mg | 31mg |

【おかず：ストック野菜で】
**ブロッコリーのごま酢和え…77**
野菜量 60g

| エネルギー | タンパク質 | 食塩相当量 | カリウム | リン |
|---|---|---|---|---|
| 52 kcal | 3.0g | 0.3g | 298mg | 88mg |

【おかず：ストック野菜で】
**サヤインゲンのクルミ和え…77**
野菜量 60g

| エネルギー | タンパク質 | 食塩相当量 | カリウム | リン |
|---|---|---|---|---|
| 94 kcal | 2.2g | 0.3g | 218mg | 56mg |

【おかず：主菜材料+野菜】
### ダイズのコールスローサラダ…86
野菜量 55g

| エネルギー | タンパク質 | 食塩相当量 | カリウム | リン |
|---|---|---|---|---|
| 154 kcal | 6.1 g | 0.5 g | 417 mg | 108 mg |

【おかず：主菜材料+野菜】
### ダイズ入りラタトゥイユ…86
野菜量 111g

| エネルギー | タンパク質 | 食塩相当量 | カリウム | リン |
|---|---|---|---|---|
| 96 kcal | 5.8 g | 0.6 g | 357 mg | 103 mg |

【おかず：主菜材料+野菜】
### ブロッコリーのミモザサラダ…87
野菜量 60g

| エネルギー | タンパク質 | 食塩相当量 | カリウム | リン |
|---|---|---|---|---|
| 173 kcal | 8.2 g | 0.4 g | 344 mg | 160 mg |

【おかず：主菜材料+野菜】
### 卵のレンジ蒸し…87
野菜量 70g

| エネルギー | タンパク質 | 食塩相当量 | カリウム | リン |
|---|---|---|---|---|
| 128 kcal | 6.5 g | 0.5 g | 262 mg | 112 mg |

【おかず：主菜材料+野菜】
### ツナのダイコンおろし添え…88
野菜量 62g

| エネルギー | タンパク質 | 食塩相当量 | カリウム | リン |
|---|---|---|---|---|
| 104 kcal | 5.4 g | 0.6 g | 236 mg | 71 mg |

【おかず：主菜材料+野菜】
### ツナとキャベツのレンジ蒸し ユズこしょう風味…88
野菜量 60g

| エネルギー | タンパク質 | 食塩相当量 | カリウム | リン |
|---|---|---|---|---|
| 106 kcal | 5.6 g | 0.5 g | 202 mg | 71 mg |

【おかず：レンチンで】
### コマツナとエノキの煮浸し…83
野菜量 60g

| エネルギー | タンパク質 | 食塩相当量 | カリウム | リン |
|---|---|---|---|---|
| 24 kcal | 1.9 g | 0.3 g | 384 mg | 59 mg |

【おかず：レンチンで】
### ハクサイとトマトの中華スープ煮…83
野菜量 60g

| エネルギー | タンパク質 | 食塩相当量 | カリウム | リン |
|---|---|---|---|---|
| 13 kcal | 0.5 g | 0.4 g | 153 mg | 21 mg |

【おかず：レンチンで】
### ダイコンと油揚げのコンソメ煮…84
野菜量 65g

| エネルギー | タンパク質 | 食塩相当量 | カリウム | リン |
|---|---|---|---|---|
| 49 kcal | 2.6 g | 0.2 g | 173 mg | 48 mg |

【おかず：レンチンで】
### カブのバター煮…84
野菜量 65g

| エネルギー | タンパク質 | 食塩相当量 | カリウム | リン |
|---|---|---|---|---|
| 35 kcal | 0.5 g | 0.3 g | 168 mg | 18 mg |

【おかず：主菜材料+野菜】
### 豆腐のサラダ…85
野菜量 60g

| エネルギー | タンパク質 | 食塩相当量 | カリウム | リン |
|---|---|---|---|---|
| 97 kcal | 7.8 g | 0.5 g | 361 mg | 117 mg |

【おかず：主菜材料+野菜】
### 豆腐と彩り野菜のスープ煮…85
野菜量 63g

| エネルギー | タンパク質 | 食塩相当量 | カリウム | リン |
|---|---|---|---|---|
| 78 kcal | 6.4 g | 0.5 g | 340 mg | 109 mg |

## 本書で使用している麺の種類と重量の栄養価

| | 重量 | エネルギー | タンパク質 | 食塩相当量 | カリウム | リン | 炭水化物 | 脂質 | 食物繊維 |
|---|---|---|---|---|---|---|---|---|---|
| 中華麺（生麺110gをゆでた場合） | 210 g | 279 kcal | 10.1 g | 0.4 g | 126 mg | 61 mg | 52.9 g | 1.1 g | 5.9 g |
| 焼きそば麺（蒸し中華麺） | 150 g | 243 kcal | 7.1 g | 0.5 g | 120 mg | 60 mg | 45.9 g | 2.3 g | 4.7 g |
| ビーフン（乾麺） | 50 g | 180 kcal | 2.9 g | 0 g | 17 mg | 30 mg | 40.2 g | 0.8 g | 0.5 g |
| フォー（乾麺） | 100 g | 252 kcal | 3.2 g | 0.1 g | 43 mg | 56 mg | 57.9 g | 0.6 g | 0.9 g |
| スパゲッティ（乾麺80gをゆでた場合） | 180 g | 270 kcal | 9.5 g | 0 g | 25 mg | 95 mg | 51.3 g | 1.3 g | 5.4 g |
| ゆでうどん | 180 g | 171 kcal | 4.1 g | 0.5 g | 16 mg | 32 mg | 35.1 g | 0.5 g | 2.3 g |
| そば（乾麺80gをゆでた場合） | 210 g | 237 kcal | 8.2 g | 0.2 g | 27 mg | 151 mg | 45.2 g | 1.3 g | 3.2 g |
| 春雨（乾麺） | 50 g | 172 kcal | 0.1 g | 0 g | 7 mg | 5 mg | 40.2 g | 0.2 g | 2.1 g |
| そうめん（乾麺80gをゆでた場合） | 220 g | 251 kcal | 7.3 g | 0.4 g | 11 mg | 53 mg | 51.3 g | 0.7 g | 2.0 g |

# 主菜材料・乳製品の重量別栄養価

## 鶏肉

| | 重量 | エネルギー | タンパク質 | 食塩相当量 |
|---|---|---|---|---|
| もも肉（皮つき） | 30 g | 57 kcal | 5.1 g | 0.1 g |
| | 40 g | 76 kcal | 6.8 g | 0.1 g |
| | 50 g | 95 kcal | 8.5 g | 0.1 g |
| | 60 g | 114 kcal | 10.2 g | 0.1 g |
| 手羽元 1本60g（正味42g） | 42 g | 74 kcal | 7.0 g | 0.1 g |
| | 84 g | 147 kcal | 14.0 g | 0.2 g |

## 豚肉

| | 重量 | エネルギー | タンパク質 | 食塩相当量 |
|---|---|---|---|---|
| ロース | 30 g | 74 kcal | 5.2 g | 0 g |
| | 40 g | 99 kcal | 6.9 g | 0 g |
| | 50 g | 124 kcal | 8.6 g | 0.1 g |
| | 60 g | 149 kcal | 10.3 g | 0.1 g |
| 肩ロース | 30 g | 71 kcal | 4.4 g | 0 g |
| | 40 g | 95 kcal | 5.9 g | 0 g |
| | 50 g | 119 kcal | 7.4 g | 0.1 g |
| | 60 g | 142 kcal | 8.8 g | 0.1 g |
| バラ肉 | 30 g | 110 kcal | 3.8 g | 0 g |
| | 40 g | 146 kcal | 5.1 g | 0 g |
| | 50 g | 183 kcal | 6.4 g | 0.1 g |
| | 60 g | 220 kcal | 7.7 g | 0.1 g |
| ひき肉 | 40 g | 84 kcal | 6.4 g | 0 g |
| | 50 g | 105 kcal | 8.0 g | 0.1 g |
| | 60 g | 125 kcal | 9.5 g | 0.1 g |
| | 70 g | 146 kcal | 11.1 g | 0.1 g |
| | 80 g | 167 kcal | 12.7 g | 0.1 g |
| ショルダーベーコン | 10 g | 18 kcal | 1.6 g | 0.2 g |
| | 25 g | 45 kcal | 4.1 g | 0.6 g |
| | 30 g | 53 kcal | 4.9 g | 0.7 g |
| | 40 g | 71 kcal | 6.5 g | 1 g |
| ロースハム | 15 g | 32 kcal | 2.4 g | 0.3 g |

## 魚介類

| | 重量 | エネルギー | タンパク質 | 食塩相当量 |
|---|---|---|---|---|
| メカジキ | 60 g | 83 kcal | 9.1 g | 0.1 g |
| | 70 g | 97 kcal | 10.6 g | 0.1 g |
| エビ | 20 g | 16 kcal | 3.3 g | 0.1 g |
| | 30 g | 25 kcal | 5.0 g | 0.1 g |

## 魚介類

| | 重量 | エネルギー | タンパク質 | 食塩相当量 |
|---|---|---|---|---|
| イカ | 20 g | 15 kcal | 2.7 g | 0.1 g |
| アサリ 殻つき100g(正味40g) | 40 g | 11 kcal | 1.8 g | 0.9 g |
| サバ水煮缶 | 60 g | 104 kcal | 10.4 g | 0.5 g |
| ツナ油漬け缶(汁を含む) | 35 g | 93 kcal | 5.0 g | 0.3 g |

## ダイズ製品

| | 重量 | エネルギー | タンパク質 | 食塩相当量 |
|---|---|---|---|---|
| 木綿豆腐 | 30 g | 22 kcal | 2.0 g | 0 g |
| | 50 g | 37 kcal | 3.4 g | 0 g |
| | 80 g | 58 kcal | 5.4 g | 0 g |
| | 100 g | 73 kcal | 6.7 g | 0 g |
| 絹ごし豆腐 | 30 g | 17 kcal | 1.6 g | 0 g |
| | 50 g | 28 kcal | 2.7 g | 0 g |
| | 80 g | 45 kcal | 4.2 g | 0 g |
| | 100 g | 56 kcal | 5.3 g | 0 g |
| 厚揚げ | 30 g | 43 kcal | 3.1 g | 0 g |
| | 50 g | 72 kcal | 5.2 g | 0 g |
| | 80 g | 114 kcal | 8.2 g | 0 g |
| | 100 g | 143 kcal | 10.3 g | 0 g |
| 油揚げ | 10 g | 38 kcal | 2.3 g | 0 g |
| ひきわり納豆 | 20 g | 37 kcal | 3.0 g | 0 g |
| ダイズ水煮缶 | 40 g | 50 kcal | 5.0 g | 0.2 g |
| 無調整豆乳 | 30 mL | 14 kcal | 1.1 g | 0 g |
| | 50 mL | 23 kcal | 1.8 g | 0 g |
| | 90 mL | 41 kcal | 3.2 g | 0 g |
| | 100 mL | 45 kcal | 3.5 g | 0 g |

## 卵

| | 重量 | エネルギー | タンパク質 | 食塩相当量 |
|---|---|---|---|---|
| 鶏卵 1個(正味50g) | 25 g | 36 kcal | 2.8 g | 0.1 g |
| | 50 g | 71 kcal | 5.7 g | 0.2 g |
| うずらの卵 | 10 g | 16 kcal | 1.1 g | 0 g |

## 乳製品

| | 重量 | エネルギー | タンパク質 | 食塩相当量 |
|---|---|---|---|---|
| 牛乳 | 80 mL | 50 kcal | 2.5 g | 0.1 g |
| | 100 mL | 63 kcal | 3.1 g | 0.1 g |
| 粉チーズ | 小さじ½ | 4 kcal | 0.4 g | 0 g |
| | 小さじ1 | 9 kcal | 0.8 g | 0.1 g |
| モッツァレラチーズ | 25 g | 67 kcal | 4.6 g | 0.1 g |
| 溶けるチーズ | 30 g | 94 kcal | 6.5 g | 0.8 g |

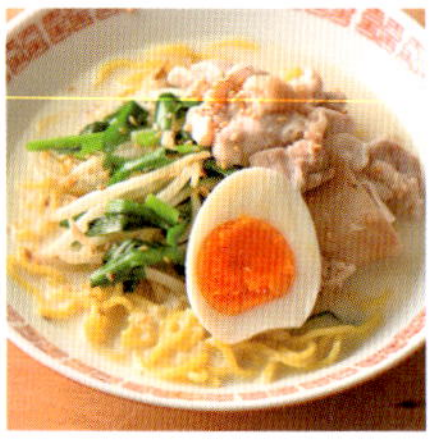

## 赤羽もりクリニック

東京都・赤羽にある腎臓病・糖尿病に強い生活習慣病のクリニック。「相談」と「検査」に力を入れている。腎臓専門医が4名おり、腎臓病・糖尿病・生活習慣病に欠かせない食事の治療にも力を入れていること、管理栄養士が5名在籍していること、生活習慣病に関わる検査を充実させるための検査機器がそろっていること、の3点が特徴。診療はもちろん栄養相談・指導も多く、2024年9月現在、月350件ほどの栄養指導を行っている。著書に『腎臓病とわかったら最初に読む食事の本』(家の光協会)ほか。

**森 維久郎**(もり いくろう)

腎臓病の重症化予防のクリニック「赤羽もりクリニック」の院長、専門医。外来診療に加えて腎臓病に向けた情報発信を積極的に行っており、オウンドメディアに年間900万のアクセス、Youtubeチャンネル登録者数15000人。

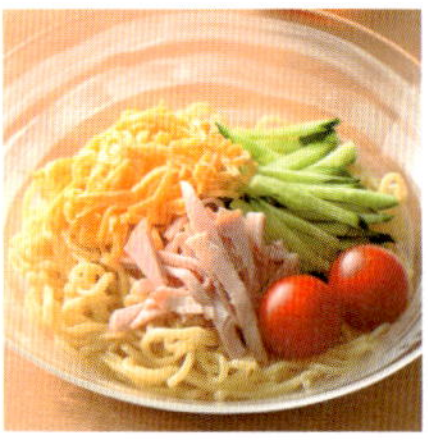

**大城戸 寿子**(おおきど ひさこ)

管理栄養士、腎臓病療養指導士。「赤羽もりクリニック」に勤務。おもに腎臓病患者向けの栄養指導を担当。栄養指導外では糖尿病・腎臓病の重症化予防のためのセミナー講師、看護専門学校の講師として栄養学の講義を担当している。

**柏 里菜**(かしわ りな)

管理栄養士。「赤羽もりクリニック」に勤務。おもに腎臓病患者向けの栄養指導を年間約2400件担当。前職では委託給食会社において様々なニーズに応じた献立作成や調理を行い、現在はその経験を、一人一人の食生活のスタイルに寄り添った栄養指導に活かしている。


## STAFF

| | |
|---|---|
| レシピ作成 | 大城戸 寿子(管理栄養士・腎臓病療養指導士 赤羽もりクリニック) |
| | 柏 里菜(管理栄養士 赤羽もりクリニック) |
| 調理 | 小島 博子(栄養士) |
| | 田中 美恵子(管理栄養士) |
| | 島村 由喜子(管理栄養士 赤羽もりクリニック) |
| 調理補助 | 藤田 詩奈乃(管理栄養士 赤羽もりクリニック) |
| アドバイス | 斎藤 加奈子(看護師・腎臓病療養指導士 赤羽もりクリニック) |
| 撮影 | 菊地 菫(家の光写真部) |
| デザイン | 矢作 裕佳(sola design) |
| スタイリング | 中村 弘子 |
| 編集協力 | まつもとのぶこ |
| まんが | にしかわたく |
| イラスト | 勝山 英幸 |
| 校正 | ケイズオフィス |
| DTP製作 | 天龍社 |
| 撮影協力 | UTUWA |


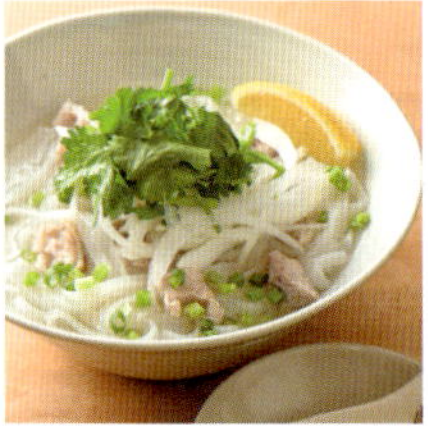

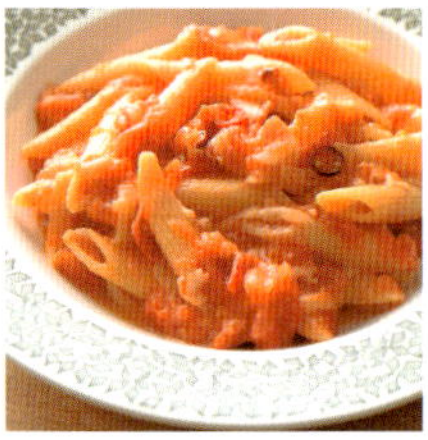

# 腎臓病でも楽しめる ラーメン・パスタ・うどん

奇跡の減塩レシピ


2024年9月20日 第1刷発行

| | |
|---|---|
| 著者 | 赤羽もりクリニック |
| | 森 維久郎(医学監修) |
| | 大城戸 寿子(料理監修・料理) |
| | 柏 里菜(料理・栄養計算) |
| 発行者 | 木下春雄 |
| 発行所 | 一般社団法人 家の光協会 |
| | 〒162-8448 東京都新宿区市谷船河原町11 |
| | 電話 03-3266-9029(販売) |
| | 03-3266-9028(編集) |
| | 振替 00150-1-4724 |
| 印刷・製本 | 株式会社東京印書館 |


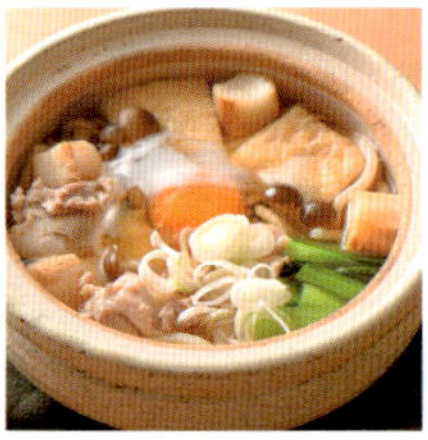



ISBN 978-4-259-56814-6 C0077